Allergien aus Sicht der TCM

Wichtiger Hinweis für den Benutzer

Die Erkenntnisse der Medizin, auch innerhalb der Traditionellen Chinesischen Medizin, unterliegen einem laufenden Wandel durch Forschung und klinische Erfahrungen. Die Autoren dieses Werkes haben sehr viel Sorgfalt darauf verwendet, dass die in diesem Werk gemachten therapeutischen Angaben dem jetzigen Wissensstand entsprechen. Das entbindet den Leser und Benutzer dieses Werkes jedoch nicht, die Angaben dieses Buches sorgfältig zu überprüfen und seine Verordnung in eigener Verantwortung zu treffen.

Das Buch dient dazu, sich mit der Thematik vertraut zu machen und die innere Struktur zu erkennen. Es eignet sich jedoch nicht dazu, sich autodidaktisch die Fähigkeiten anzueignen, um eigenverantwortlich zu therapieren. Das Buch „Allergien aus Sicht der TCM" kann deshalb eine qualifizierte Ausbildung oder die Anleitung eines erfahrenen Therapeuten nicht ersetzen. Es wird jedoch eine wertvolle Hilfe beim Erlernen der Thematik darstellen.

Dieses Werk, einschließlich aller Teile, ist zudem urheberrechtlich geschützt. Jede Verwendung außerhalb der engen Grenzen des Urheberrechtsgesetzes ist ohne Zustimmung der Autoren unzulässig und strafbar. Das gilt insbesondere für die Vervielfältigung, Übersetzung, Mikroverfilmung und die Einspeicherung und Verarbeitung in elektronische Werke.

Zuschriften und Kritik an:

THEWS Verlag für Naturheilkunde, Großwiesenstr. 16, 78591 Durchhausen

Produktionshinweis

Autor
Franz Thews
Marika Jetelina

Titel
Allergien aus Sicht der TCM
1. Auflage, 2015

Verlag
Thews Verlag für Naturheilkunde
Großwiesenstraße 16
78591 Durchhausen

Web-Seite

www.franz-thews.de

ISBN
978-3-936456-58-5

Inhaltsverzeichnis

Vorwort	Seite 4
Formen der Nahrungsmittelunverträglichkeiten	Seite 6
Allergisch vermittelte Nahrungsmittelunverträglichkeit	Seite 7
Auslöser für Nahrungsmittelallergien	Seite 11
Nicht-allergische Nahrungsmittelunverträglichkeit	Seite 13
Differentialdiagnose	Seite 16
Diagnostik und Therapie	Seite 18
Notfallsituation OAS	Seite 19
Manifestation einer allergischen Reaktion	Seite 21
Grundsätzliches zur Therapie gemäß TCM	Seite 25
Muster gemäß der TCM	Seite 29
Grundsätzliches zu Qi	Seite 33
Wertigkeit der Symptome	Seite 34
Grundsätzliches zur TCM	Seite 36
Akupunkturpunkte mit Bezug zu allergischen Reaktionen	Seite 39
Allergische Reaktion	
aufgrund einer Lungen-Qi-Schwäche	Seite 41
aufgrund einer Milz-Qi-Schwäche	Seite 48
aufgrund von Nässe-Hitze attackiert den Dünndarm	Seite 56
aufgrund von Nässe-Hitze attackiert den Magen	Seite 60
aufgrund einer Nieren-Qi-Schwäche	Seite 63
aufgrund einer Wei-Qi-Schwäche	Seite 66
aufgrund von Xue-Mangel	Seite 70
aufgrund von Wind	Seite 74
aufgrund von Kälte	Seite 79
aufgrund von Hitze	Seite 83
aufgrund von Nässe	Seite 88
aufgrund von Nässe-Hitze	Seite 92
aufgrund von Nässe-Hitze attackiert den Magen	Seite 98
aufgrund von Schleim	Seite 101
Zusammenfassung	Seite 105
Allergische Atemwegserkrankungen	Seite 106
Die Autoren und weitere Empfehlungen	Seite 148

Vorwort

Nahrungsmittelunverträglichkeiten[1] sind in unserer heutigen modernen Zeit weit verbreitet. Das heißt nun nicht, dass Nahrungsmittelunverträglichkeit nur eine Erkrankung der Neuzeit darstellt.

So beschreiben schon folgende Autoren allergische Reaktionen und Unverträglichkeiten mit den Worten der damaligen Zeit:

Hippokrates
- beschreibt nach dem Verzehr von Milch und Käse unterschiedliche Symptome wie Übelkeit, Magen- und Darmbeschwerden

- beschreibt in der Humoralmedizin, zu deutsch „Säftelehre", eine Vermischung der Säfte und nennt dies „Dyskrasie" oder „Idiokrasie"

Quincke
- beschreibt ein „angioneurotisches Ödem" durch den Verzehr von Eiern

Emil von Behring
- prägt den Begriff „Überempfindlichkeit"

Johann Clemens von Pirquet
- verwendet den Begriff „Allergie"

Ohne standardisierten Provokationstest liegt die Häufigkeit von Nahrungsmittel-Unverträglichkeit heute bei etwa 20 – 45% der erwachsenen Bevölkerung. Bei strengen Testkriterien reduziert sich dies jedoch auf etwa 5%.

---

[1] Nahrungsmittelallergie, -Intoleranz und -Unverträglichkeit, bei der TCM-Diskussion wird hier keine Unterscheidung getroffen

Eine Häufung von allergischen Reaktionen liegt im:
- Kindesalter
- Pubertät
- mittleren Lebensalter

Wir benutzen den Begriff „Allergie" in diesem Buch im weitest möglichen Sinne und integrieren hierbei auch Unverträglichkeiten und Intoleranzen bei der folgenden Diskussion.

Das heißt nicht, dass es sich nur um Unverträglichkeiten gegen momentan gebräuchliche Nahrungsmittel handelt. Im Gegenteil, Unverträglichkeiten gegen Nahrungsmittel hat es schon immer gegeben. Nur früher waren die Definition und die Auseinandersetzung mit solchen Beschwerden nicht von so großer Bedeutung wie heute.

Besonders hervorzuheben ist die Tatsache, dass die Unverträglichkeiten vom Babyalter bis ins Seniorenalter auftreten können. Somit gibt es keine Altersbeschränkung und die Anzahl der Betroffenen ist entsprechend groß. Unverträglichkeiten gegen bestimmte Nahrungsmittel können mit ihren unterschiedlichen Erscheinungsformen das Befinden des Einzelnen stark beeinflussen und das persönliche Wohlbefinden reduzieren.

Dies kann sich vor allem auf der körperlichen Ebene manifestieren, aber auch auf die psychische Ebene übergreifen. Darüber hinaus haben Nahrungsmittelunverträglichkeiten Bezug zum sozialen Leben, betreffen also nicht nur die einzelne Person, sondern auch alle Mitmenschen in unmittelbarer Nähe.

Die Behandlung von Nahrungsmittelunverträglichkeiten reicht daher in verschiedene Ebenen und muss therapeutisch wohl bedacht sein. Eine schulmedizinische Abklärung sowie differentialdiagnostische Betrachtungen stehen dabei im Vordergrund.

Formen der Nahrungsmittelunverträglichkeiten

Eine Nahrungsmittelunverträglichkeit[2] ist eine Missempfindung, die nach Verzehr von bestimmten Nahrungsmitteln auftreten kann, wobei die Lebensmittel selbst oder auch dessen Zusatzstoffe die Reaktion des Körpers auslösen.
Nicht jede Unverträglichkeit beruht auf einer allergischen Reaktion des Körpers! Die folgende Ausarbeitung soll dies verdeutlichen.

Man unterscheidet bei Nahrungsmittelunverträglichkeiten:
- allergisch vermittelt
- nicht-allergisch vermittelt

Allergisch vermittelt
- eine Nahrungsmittelunverträglichkeit, die durch das Immunsystem vermittelt wird

Nicht-allergisch vermittelt
- diese Nahrungsmittelunverträglichkeiten können verschiedene Ursachen haben:
    - metabolisch
    - pharmakologisch
    - toxisch
    - Pseudoallergien

Nahrungsmittel-Unverträglichkeit	
Allergische Reaktion • Typ I • Typ II • Typ III • Typ IV	Nicht-Allergische Reaktion • metabolisch • pharmakologisch • toxisch • Pseudoallergien

---

[2] Nahrungsmittelallergie, -Intoleranz und -Unverträglichkeit, bei der TCM-Diskussion wird hier keine Unterscheidung getroffen

Allergisch vermittelte Nahrungsmittelunverträglichkeit

Das Immunsystem kann auf verschiedene Arten beeinflusst werden und reagiert auch unterschiedlich. Hierbei unterscheiden wir vier Allergie-Typen.

Typ I

Diese Allergiereaktion ist eine „Sofortreaktion", das heißt, dass der Körper innerhalb von Sekunden bis Minuten auf ein Allergen reagiert. Sie ist die häufigste Allergieform und wird auch als „anaphylaktische Reaktion" bezeichnet.

Voraussetzung ist, dass bereits vorher eine Sensibilisierungsphase stattgefunden hat, sodass mindestens einmal Kontakt zu diesem Allergen bestand.

Der Körper reagiert auf ein Allergen hin überschießend mit der Bildung von Immunglobulinen der Klasse E (IgE). Diese verbinden sich mit dem Allergen zu Immunkomplexen, setzen sich auf Mastzellen und führen zu deren Degranulation.

Diese Degranulation hat zur Folge, dass Histamin freigesetzt wird und zu typischen Reaktionen im Körper führt wie:
- Erweiterung der kleinen Gefäße
- gesteigerte Gefäßdurchlässigkeit
- Kontraktion der glatten Muskulatur
- Eosinophilie

Auswirkungen bei Verzehr des Allergens:
- allgemein
    - Fieber
    - Schwitzen
    - Neurodermitisschub

- Mund und Ösophagus
    - Rötung
    - Schwellung
    - Läsionen
    - Aphthenbildung

- Magen / Darm
    - Übelkeit
    - Erbrechen
    - Krämpfe
    - Koliken
    - akute Gastritis
    - Durchfall
    - Blähungen

Auswirkungen bei Inhalation des Allergens:
- Konjunktivitis
- allergische Rhinitis
- allergisches Asthma bronchiale

Auswirkungen bei Kontakt der Haut mit dem Allergen:
- Juckreiz
- Kontakturtikaria
- Ekzem (Allergie Typ IV)

Auswirkungen bei Aufnahme des Allergens ins Blut:
- Nesselsucht
- Quincke-Ödem
- allergischer Schnupfen
- Asthma bronchiale

Typ II

Diese Allergieform wird auch als „zytotoxischer Typ" bezeichnet und tritt nach 6 bis 12 Stunden oder länger auf.

Hier führen Immunkomplexe von IgG oder IgM mit Nahrungsmittelallergenen unter Komplementverbrauch zu Zellschädigungen.

Die Reaktion von IgG und IgM müssen nicht unbedingt Ausdruck einer Nahrungsmittelallergie sein, da es diese auch bei Gesunden gibt.

Typ III

Diese Form hat eine Reaktionszeit von 6 bis 12 Stunden und wird ebenfalls durch Immunglobuline IgG und IgM vermittelt. Die Immunkomplexe werden dann in Gefäßen oder Gewebe abgelagert und führen durch Aktivierung des eigenen Abwehrsystems zu Gewebeschädigungen (Immunkomplextyp).

Wir finden diese Reaktion bei extraintestinalen allergischen Manifestationen wie zum Beispiel:

- Nesselsucht
- Arthritis
- Fieber
- allergischer Vaskulitis

Typ IV

Diese Reaktion ist vom „verzögerten Typ" und kann erst nach 12 Stunden bis zu 6 Tagen auftreten. Sie geht von sensibilisierten T-Lymphozyten aus und nicht von Antikörpern.

Man nimmt an, dass diese Reaktion verantwortlich ist für das Auftreten von Sprue/Zölliakie und für das allergische Kontaktekzem.

Auslöser können neben Lebensmitteln auch Metalle und Chemikalien sein wie z.B. der Gebrauch einer neuen Handcreme, die in der Folge zum Kontaktekzem führt.

Hier sind unter anderem auch Arzneimittelallergien anzuführen.

An eine Nahrungsmittelallergie vom Typ IV sollte immer gedacht werden, wenn Symptome wie:
- gastrointestinale Beschwerden
- Myalgien
- arthritische Beschwerden
- ekzematöse Hautveränderungen
- chron.-entzündliche Darmbeschwerden

im Vordergrund stehen.

Auslöser für Nahrungsmittelallergien[3]

Grundsätzlich kann jedes Lebensmittel und dessen Inhaltsstoff wie ein Allergen wirken. Interessanterweise kann es auch das Lieblingsessen sein, welches man täglich zu sich nimmt. Es schmeckt oft so lecker und es wird kaum mit allergischen Reaktionen in Verbindung gebracht.

Besonders häufig ist dies zu beobachten beim Verzehr von:
- Vollmilch
  - besonders Kuhmilch
- Sellerie
- Hühnerei
- Nüsse
- Fisch
- Kräuter
- Äpfel
- Zitrusfrüchte

Anmerkung

Eine Nahrungsmittelunverträglichkeit kommt selten alleine vor. Sehr häufig ist bei diesen Betroffenen eine allgemeine Allergiebereitschaft vorhanden, die schon von Geburt an bestehen kann.

Dies äußert sich in:
- Milchschorf
- Neurodermitis
- Heuschnupfen
- Asthma

---

[3] Nahrungsmittelallergie, -Intoleranz und -Unverträglichkeit, bei der TCM-Diskussion wird hier keine Unterscheidung getroffen

In der Naturheilkunde sprechen wir gerne von der:
- allergischen Diathese

Unter Diathese verstehen wir:
- Minimale Reize werden nicht mehr art- und reizgerecht beantwortet. Eine allgemeine Sensibilisierung hat den Körper ungünstig verändert.

Nicht-allergische Nahrungsmittelunverträglichkeit

Nicht-allergische Nahrungsmittelunverträglichkeiten können in folgende Bereiche eingeteilt werden:
- metabolisch
- pharmakologisch
- toxisch
- Pseudoallergien

Stoffwechselstörungen, meist angeboren

Eine große Anzahl von metabolischen Störungen kann zu Unverträglichkeiten führen.

Zu nennen sind:
- Proteinintoleranz
- Mangel an Pankreaslipase bei Mukoviszidose
- Laktoseintoleranz
- Fruktoseintoleranz

Pharmakologische Intoleranzen

Einige Bestandteile in der Nahrung haben auch eine pharmakologische Wirkung. Diese können zu Intoleranzen führen.
Zu nennen sind:
- Koffein in
    - Kaffee
    - Tee
    - Cola
- vasoaktive Amine in
    - Käse
    - Bananen
    - Avokados

Toxische Intoleranzen

Toxische Intoleranzen sind oftmals von Begleitsubstanzen in der Nahrung ausgelöst.

Zu nennen sind hier:
- Konservierungsstoffe
- Antibiotika
- Pestizide

Pseudoallergien

Pseudoallergien sind Unverträglichkeiten, die ohne eine immunologische Auslösung eine Histaminausschüttung zur Folge haben.

Man zählt diese Form auch zu der:
- Nahrungsmittelintoleranz

Klinisch gesehen gleicht diese Form der Lebensmittelallergie, jedoch werden keine Antikörper gegen ein bestimmtes Antigen gebildet. Sie können direkt nach dem ersten Kontakt auftreten und bedürfen keines wiederholten Kontakts mit dem Allergen wie bei allergischen Formen.

Auslöser bei Pseudoallergien können natürliche Inhaltsstoffe sein wie zum Beispiel:
- Histamin in Erdbeeren
- Serotonin in Bananen
- Tyramin in Käse
- Salicylate in Äpfeln, Beerenfrüchten, Orangen
- biogene Amine in Schokolade, Hefeextrakt, Tomaten, Avokados

Weiterhin gehören folgende Zusatzstoffe dazu:
- Konservierungsstoffe
- Emulgatoren
- Farbstoffe
- Säuerungsmittel
- Aromastoffe
- Antioxidationsmittel
- Geschmacksverstärker
- Verdickungsmittel
- Stabilisatoren
- Süßstoff

Differentialdiagnose

Bei Nahrungsmittelunverträglichkeiten müssen auch weitere organische Erkrankungen differentialdiagnostisch betrachtet werden.

Wichtige Differentialdiagnosen sind bei der Nahrungsmittelunverträglichkeit zu treffen.

Alle chronischen Diarrhöen
- Colitis ulcerosa
- Morbus Crohn
- Reizdarmsyndrom
- Pankreasinsuffizienz
- Sprue
- Zölliakie
- Leaky Gut Syndrom

Alle Krankheiten, die mit
- Bauchschmerzen
- abdominellen Krämpfen
- Reizdarmsyndrom
- Laktoseintoleranz
- intraabdominellen Verwachsungen
- spastisches Kolon
- Sphinkter Oddi Syndrom

einhergehen.

Diese Aufstellung soll dabei einen Rahmen bilden:
- Colitis ulcerosa
- Morbus Crohn
- chronische Pankreatitis
- Sprue / Zölliakie
- Leaky Gut Syndrom
- Kurzdarmsyndrom[4]
- bakterielle Überwucherung des Darms
- Blind Loop Syndrom
- Gastrinom
- Karzinoid
- Yersiniose
- Reizdarmsyndrom
- Laktoseintoleranz
- Verdauungsstörungen
- Malassimilationssyndrom
- intraabdominelle Verwachsungen
- spastisches Kolon
- diabetische Enteropathie
- Hyperthyreose
- medulläres Schilddrüsenkarzinom
- Morbus Whipple (sehr selten)

---

[4] Das Kurzdarmsyndrom bezeichnet ein Krankheitsbild, das durch die operative Entfernung oder das angeborene Fehlen großer Teile des Dünndarms entsteht.

Diagnostik und Therapie

Wenn organische Ursachen samt schulmedizinischer Abklärung ausgeschlossen sind und eine Nahrungsmittelallergie vermutet wird, können folgende Ansätze thematisiert werden:
- Meidung oder Weglassen bestimmter Allergene verbunden mit einer Ernährungsumstellung
- intramukosale Injektion von Allergenzubereitungen in die Dickdarmschleimhaut mit Beobachtung der lokalen Reaktion
- Hyposensibilisierung eines Allergens

Medikamente, die schulmedizinisch eingesetzt werden:
- Cromoglicinsäure
    - hemmt die Freisetzung von Entzündungsmediatoren aus den Mastzellen
- orale Antihistaminika
    - bei über den Blutweg aufgenommenen Allergenen

Notfallsituation OAS

Nach der Nahrungsmittelaufnahme kann sich unmittelbar auch ein schwerer Zustand entwickeln. Man nennt ihn „orales Allergie-Syndrom" (OAS) und dieses kann zu einem lebensbedrohlichen Zustand führen.

Diese Reaktion zeigt sich meist als akuter Neurodermitisschub oder als anaphylaktischer Schock und ist als Notfall zu behandeln!

OAS ist meist eine Folge von einer Kreuzreaktion eines eingeatmeten Allergens und eines Nahrungsmittelallergens.

Im Folgenden werden solche Kreuz-Allergene aufgeführt:

Inhalationsallergene
- Beifuß- und Korbblütlerpollen wie zum Beispiel:
    - Löwenzahn
    - Margeriten
    - Gerbera
- Birken-, Hasel- und Erlenpollen
- Vogelfedern, Vogelstaub, Vogelexkremente

Nahrungsmittelallergene
- Gemüse wie zum Beispiel:
    - Sellerie
    - Petersilie
    - Anis
    - Dill
    - Lauch
- Gewürze wie zum Beispiel
    - Koriander
    - Fenchel
    - Kümmel
- Obst wie zum Beispiel:
    - Apfel
    - Pfirsich
    - Kirschen
    - Nüsse
    - Kiwi
    - Melonen

Manifestation einer allergischen Reaktion

Eine allergische Reaktion kann sich auf verschiedenen Ebenen auswirken.

Zu nennen sind hier besonders die Auswirkungen auf der
- Haut
- Schleimhaut

Allgemeine Symptome
- Frieren
- Schwitzen
- Hitzegefühl
- Benommenheit bis Schwindelgefühle
- erniedrigte oder erhöhte Temperatur
- Kribbeln in den Händen
- erhöhte Cholesterinwerte
- Übergewicht
- chronische Müdigkeit
- Konzentrationsschwäche
- Gedächtnisschwäche

Psychische Symptome
- Gereiztheit
- Aggressivität
- innere Unruhe
- Angstzustände
- Panikzustände
- Depressionen
- Hyperkinese
    - Überaktivität bei Kindern
- Esssucht
- Bulimie
- starke Stimmungsschwankungen

Haut
- Juckreiz
- Endogenes Ekzem
    - Neurodermitis
- Psoriasis
    - Schuppenflechte
- Urtikaria
    - Nesselsucht
- sonstige Hautausschläge
    - Erythem
    - Exanthem
- Seborrhoeisches Ekzem

Manifestation im Magen-Darm-Kanal

In Mund und Ösophagus können Schwellungen, Rötungen, aphthöse Läsionen und Schleimhautunterblutungen auftreten.

Im Magen können erosive Veränderungen, eine chronisch-erosive Gastritis oder eine varioliforme oder verriköse Gastritis mit Gewebseosinophilie und Vermehrung IgE-haltiger Zellen auftreten.

Im Kolon kann eine eosinophile Kolitis auftreten, bei der auch vermehrt IgE-haltige Zellen gefunden werden.

Wir können hier diskutieren:
- Nahrungsmittel-Allergie
- Nahrungsmittel-Intoleranz
- Nahrungsmittel-Unverträglichkeit

Im Einzelnen
- Dyspepsie
    - Übelkeit
    - Sodbrennen
    - chronische Magenschleimhautentzündung
    - Durchfall
    - Blähungen
    - Völlegefühl
- Obstipation
- Durchfall
- Koliken
    - Magen
    - Darm
- Entzündungen
    - Geschwüre im Magen
    - Zwölffingerdarm oder Dickdarm
    - Colitis ulcerosa
    - Morbus Crohn
- Zoeliakie
- Sprue

Kopf
- Kopfschmerzen
- Migräne

Gelenke
- Schwellungen im Bereich der Gelenke
- Entzündungen im Bereich der Gelenke
- rheumatische Gelenkbeschwerden

Manifestation im Bereich der Atemwege
- Sekretbildung
- chronischer Schnupfen
    - mit weißlichem Sekret
- chronische Nasennebenhöhlenentzündung
- Infektanfälligkeit
- vergrößerte Rachen- oder Gaumenmandeln
- Asthma
- chronische Bronchitis

Manifestation im Bereich von Herz und Kreislauf
- Herzrasen
- verlangsamter Puls
- Herzstolpern
- Blutdruckdysregulationen

Manifestation im Bereich des Urogenital-Traktes
- Reizblase
- häufiger Harndrang
- Brennen beim Wasserlassen
- Harnträufeln
- Inkontinenz

Manifestation im Bereich der Sinnesorgane
- geschwollene Augen
- verschwommenes Sehen
- Mittelohrreizungen
- Anosmie

Grundsätzliches zur Therapie gemäß der Traditionellen Chinesischen Medizin

Die traditionelle chinesische Medizin hat ein methodisches Vorgehen:
- Befunderhebung
- Identifikation des Musters
- Therapieprinzip
- Therapiekonzept
- Durchführung

Befunderhebung

Die Befunderhebung ist nicht Teil dieser Arbeit. Im Wesentlichen werden die gleichen Untersuchungen durchgeführt wie in der westlichen Medizin, der so genannten Schulmedizin. Jedoch werden darüber hinaus auch noch Aspekte der traditionellen chinesischen Medizin berücksichtigt.

Dies sind unter anderem:
- Zungendiagnose
- Pulsdiagnose

Identifikation der Muster gemäß TCM

Die traditionelle chinesische Medizin hat eine klare Vorstellung von Ätiologie, Pathogenese und Pathologie. Hierbei wird eine eigene Sprachregelung mit entsprechender Terminologie gewählt.

Hier wird der Begriff:
- Muster
- Syndrom

gewählt, um eine Erkrankung zu differenzieren und darzustellen.

Therapieprinzip

Das Therapieprinzip baut auf dem erkannten Muster/Syndrom auf.

Therapiekonzept

TCM zeichnet sich durch Therapievielfalt aus. Grundsätzlich kann aber gesagt werden, dass eine äußere und innere Therapie kombiniert werden soll.

Äußere Therapien sind zum Beispiel:
- Akupunktur
- Aku-Injektionen
- Tui Na

Innere Therapien sind zum Beispiel:
- medikamentöse Therapie
- Ernährungstherapie

Diese Therapien sind optimal aufeinander abzustimmen und durch geeignete häusliche Maßnahmen zu ergänzen.

Ein multimodaler Therapieaufbau umfasst:
- Akupunktur
- Ernährungsumstellung
- Phytotherapie

Darstellung der komplexen Therapie

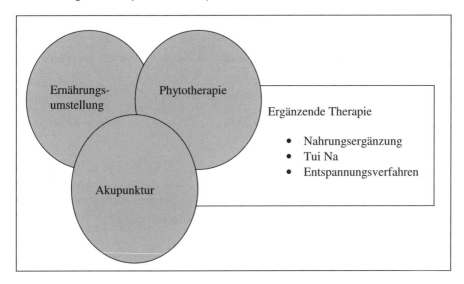

Der Patient kann in häuslicher Therapie durchführen:
- Nahrungsergänzung bzw. -umstellung
- Tui Na
- Entspannungsverfahren, zum Beispiel mittels
    - Meditation
    - Qi Gong
    - Yoga

Durchführung

Bei der Durchführung der Therapie mit Akupunktur achten Sie bitte auf:
- Reizort
- Reizart
- Reizstärke

Ergänzende Therapien

Zudem können ergänzende Therapien sehr erfolgreich bei den allergischen Erkrankungen im Sinne der TCM eingesetzt werden.
Hier wären zu nennen:
- Schröpfen in der TCM[5]
- Moxa/Moxibustion in der TCM[6]
- Schabemethode in der TCM[7]

Nicht das „monogame Stechen", sondern der sinnvolle Einsatz von sich ergänzenden Methoden zeigen den größten Erfolg.

Hier spricht man gerne von „synergetischen Effekten"!
Gerade hier zeigt die TCM seine tiefe Wirkung auf.

---

[5] Schröpfen in der TCM, Franz Thews / Marika Jetelina, ISBN 978-3-936456-23-2.
[6] Wärmetherapie, Franz Thews, ISBN 978-3-936456-20-2.
[7] Schabemethode, Franz Thews, ISBN 978-3-936456-07-3.

Muster gemäß der Traditionellen Chinesischen Medizin

In Abhängigkeit der Lokalisation sowie der Erscheinungsform, zudem in der Darstellung der Intensität des Erscheinungsbildes und den klinisch verwertbaren Beschwerden, die der Patient anbieten kann, können unterschiedliche Muster definiert werden.

Diese unterschiedlichen pathologischen Zustände versucht der Therapeut in einem Muster/Syndrome zu summieren.

Grundsätzlich bedarf es einem Kardinal-Symptom und einem Begleit-Symptom, um das Muster exakt zu definieren. Annäherungsweise können wir dies in der Homöopathie als „Modalität" bezeichnen.

Grundsätzlich gehen wir davon aus, dass eine Krankheit im Sinne der TCM eine „energetische Störung" darstellt.

Diese äußert sich in:
- Leere-Muster
- Fülle-Muster

Leere-Muster[8]

Hier geht die Erkrankung aufgrund einer Bereitschaft des Körpers aus.
- Lungen-Qi-Schwäche
- Milz-Qi-Schwäche
- Nieren-Qi-Schwäche
- Wei-Qi-Schwäche
- Xue-Mangel

---

[8] Transportpunkte in der TCM, Franz Thews, ISBN 978-3-936456-02-8.

Fülle-Muster[9]

Hier entsteht die Erkrankung deswegen, weil der pathogene Faktor von außen eindringen kann. Aufgrund dessen, dass nun mehr im Körper ist als vorher, nennen wir dies auch „Fülle-Muster".

Chinesisch nennen wir äußere pathogene Faktoren „Liu Yin".

Normalerweise gehen wir von sechs pathogenen Faktoren aus, jedoch werden wir nur vier äußere pathogenen Faktoren in Beziehung zu den Atemwegen beobachten.

Diese sind nun:
- Wind
- Kälte
- Hitze/Feuer
- Nässe/Feuchtigkeit

sowie kombinierte Muster:
- Nässe-Kälte
- Nässe-Hitze

---

[9] Pathogene Faktoren in der TCM, Franz Thews, ISBN 978-3-936456-95-0.

Anmerkung

Nach dem Prinzip der TCM kann aufgrund der Milzschwäche der äußere pathogene Faktor Nässe/Feuchtigkeit nicht richtig umgewandelt werden.

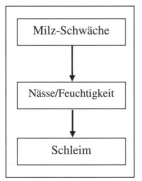

Diese Nässe/Feuchtigkeit kann sich anschließend in „Schleim" umwandeln; dies wäre eine weitere Verschlechterung der Situation.

Schleim, chinesisch Tan, entsteht aus dem Unvermögen der Milz den pathogenen Faktor Nässe/Feuchtigkeit zu beseitigen.

Schleim ist also die Folge von einer Milz-Schwäche, welche den pathogenen Faktor Nässe/Feuchtigkeit nicht mehr umwandeln kann.

Ursachen gemäß der TCM

Neben den entsprechenden Mustern der Traditionellen Chinesischen Medizin werden als auslösende Faktoren noch diskutiert:
- Ernährungsfehler
- emotionale Belastung
- Überarbeitung
- übermäßige Aktivitäten
- chronische Krankheiten

Letztendlich ist der Körper überlastet und eine adäquate Reaktion auf Reize findet nicht mehr statt.

Selbstverständlich führen diese Faktoren wiederum zu einem oben genannten Muster oder Syndrom[10].

In der englischen/amerikanischen Literatur sprechen die Autoren und Therapeuten gerne von:
- Case
- Patterns

---

[10] Muster und Syndrom können als Synonym verstanden werden.

Grundsätzliches zu Qi

Immer wieder bewegen wir uns in der Terminologie zur TCM um den Begriff „Qi"[11].

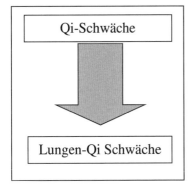

Ein Organ-Muster wie die Lungen-Qi-Schwäche impliziert auch immer einen allgemeinen Qi-Mangel.

Es ist also immer etwas komplexer, als es auf den ersten Blick aussehen würde. Dies ist auch bei den anderen Organen ähnlich.

Das heißt, bei einer Milz-Qi-Schwäche ist ebenfalls ein allgemeiner Qi-Mangel vorhanden.

Wir sehen letztendlich zwei Muster:
- allgemeiner Qi-Mangel
- spezieller Organ-Qi-Mangel

---

[11] Qi – das Aktivpotential, Markus Ritz, ISBN 978-3-936456-15-8.

Wertigkeit der Symptome[12]

Bei allergischen Reaktionen ist es schwer, das Kardinalsymptom als wesentlichen Hinweis und somit einzigen Hinweis für das Muster/Syndrom zu definieren.

Somit werden insbesondere die
- Begleitsymptome

das Muster/Syndrom bestimmen.

Gesamtheit der Symptome

Gerade in der Traditionellen Chinesischen Medizin ist es wichtig und auch zum Ziel führend, die Beziehungen der Symptome zueinander zu beachten.

So mag zwar in der Schulmedizin ein Magendrücken aufgrund der unterschiedlichen Fachrichtungen kaum in Zusammenhang mit einer allergischen Reaktion gebracht werden, in der TCM sind jedoch solche Beziehungen von grundlegender Bedeutung, um eindeutig das Muster zu definieren.

Somit besteht ein Muster/Syndrom aus:

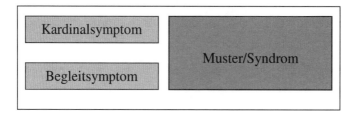

---

[12] In der Homöopathie könnte man das als „Modalität" bezeichnen.

Die therapeutische Intervention bei allergischen Reaktionen besteht aus unterschiedlichen Ansätzen aus dem Bereich der Traditionellen Chinesischen Medizin und dem Bereich der Naturheilkunde.

Ziel des Konzeptes ist es, die Wiederherstellung einer normalen Reaktion des Organismus zu ermöglichen.

Zudem kann mit den Maßnahmen der Traditionellen Chinesischen Medizin die Lebensqualität der betroffenen Patienten deutlich gesteigert werden.

Grundsätzliches zur Traditionellen Chinesischen Medizin

Wir kennen in der chinesischen Medizin zwei wesentliche Redewendungen:
- eine Krankheit weist unterschiedliche Muster auf
- ein Muster weist unterschiedliche Krankheiten auf

Dass die allergische Reaktion auf unterschiedliche Muster zurückzuführen ist, wurde schon dargestellt.

Folgende Übersicht soll die Möglichkeiten darstellen.

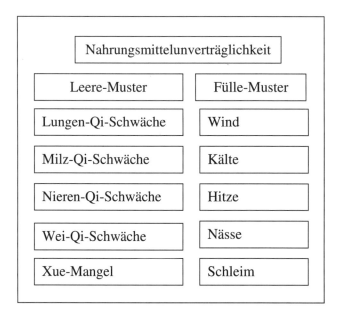

Nahrungsmittelunverträglichkeit	
Leere-Muster	Fülle-Muster
Lungen-Qi-Schwäche	Wind
Milz-Qi-Schwäche	Kälte
Nieren-Qi-Schwäche	Hitze
Wei-Qi-Schwäche	Nässe
Xue-Mangel	Schleim

Zwischen den einzelnen Mustern können demnach Überschneidungen und Kombinationen auftreten.

Bei der konkreten Anwendung der chinesischen Terminologie können wir grundsätzlich größere Erfolge erzielen, da diese bei exakter Benennung der Muster/Syndrome effektiver zur Behandlung führen.

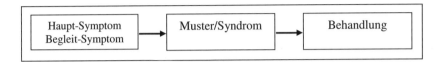

Jedoch kann ein und dasselbe Muster unterschiedliche Reaktionen oder Symptome hervorrufen.

allgemein	
psychisch	
Kopf	M U S T E R
Sinnesorgane	
Herz-Kreislauf	I
Atemwege	
Magen-Darm-Kanal	S Y N D R O M
Urogenital-Bereich	
Haut	
Gelenke	

Auswirkungen der Muster/Syndrome werden auf verschiedenen Ebenen beobachtet:
- somatisch
- psychisch
- mental

Dies ist der ganzheitliche Aspekt, der der TCM zugesprochen wird. Manche Therapeuten sprechen hier auch gerne von holistischen Ansätzen.

Akupunkturpunkte mit Bezug zu einer allergischen Reaktion

Akupunkturpunkte haben oftmals eine Beziehung zur Indikation oder zu besonderen Strukturen. So gibt es eine Anzahl von Akupunkturpunkten, die sich positiv auf allergische Reaktionen auswirken. Diese Akupunkturpunkte können also grundsätzlich symptomatisch zum Einsatz kommen. Diese Akupunkturpunkte können wir als „empirisch" bezeichnen.

Deutsche Bezeichnung	Chinesische Namen	Symptom/Indikation
KG 8	Shen Que	Allergische Reaktion[13] • Nase • Atemwege • Darmschleimhaut Zum Beispiel • Inhalationsallergien • Hausstaub-Allergie • Rhinitis allergica • Tierepithel-Allergie • Durchfall
LG 14	Da Zhui	Allergische Reaktionen • Haut • Schleimhaut
Ma 44	Nei Ting	Allergische Erkrankungen • Haut

---

[13] Schröpfen in der TCM, Franz Thews / Marika Jetelina, ISBN 978-3-936456-23-2.

Mi 10	Xue Hai	Allergische Erkrankungen • Haut
Bl 12	Feng Men	Allergische Erkrankungen • Atemwege
Bl 13	Fei Shu	Allergische Erkrankungen • Atemwege
Bl 40	Wei Zhong	Allergische Erkrankungen • Haut

Allergische Reaktion aufgrund einer Lungen-Qi-Schwäche

Gemäß einer Redewendung[14] der TCM öffnet sich die Lunge über die Nase[15].

Bei einem Organ-Muster, wie hier einer Lungen-Qi-Schwäche[16], beobachten wir grundsätzlich chronische Erkrankungen der Atemwege.

Nahrungsmittelunverträglichkeit
Lungen-Qi-Schwäche
Milz-Qi-Schwäche
Nieren-Qi-Schwäche
Wei-Qi-Schwäche
Xue-Mangel

Die Beziehung zur allergischen Reaktion aufgrund einer Lungen-Qi-Schwäche sind chronische allergische Reaktionen der Nase, der Atemwege, Bronchien und der Lungen, die wir hier diskutieren müssen.

Zudem können aufgrund der Qi-Schwäche die Körperflüssigkeiten, chinesisch „Yin Ye", nicht ausreichend bewegt werden. Es kommt somit zu Ödemen im Bereich der oberen Atemwege.

Des Weiteren können sich wässrige Sekrete im Bereich der Atemwege absondern oder anreichern. Sekrete wären grundsätzlich wässrig und nicht reizend.

---

[14] TCM und Akupunktur in Merksätzen, Franz Thews / Udo Fritz, ISBN 978-3-8304-7402-9.
[15] Wir bezeichnen das in der TCM als „Öffner". Damit werden die Zang-Organe in Beziehung zu den Sinnesorganen gesetzt.
[16] Die Begriffe: „Schwäche, Mangel, Leere" können in der Literatur synonym Verwendung finden.

Gemäß grundsätzlicher Überlegung

Das Lungen-Qi muss absteigen. Sollte dies nicht möglich sein, kommt es zu folgenden Kardinalsymptomen:

- Husten
- Krupp
  - Pseudokrupp
- Dyspnoe
- Asthma

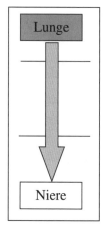

Aufgrund unserer Diskussion der allergischen Erkrankungen sehen wir hier:
- allergische Rhinitis[17]
- allergische Bronchitis
- allergisches Asthma[18]

Des Weiteren kommt es bei einer Lungen-Qi-Schwäche zu chronischen Erkrankungen der Lunge, hier insbesondere neben den allergischen Atemwegserkrankungen auch zu:
- chronischen Infekten

In der TCM wird eine Lungen-Qi-Schwäche immer chronisch sein. Diese kann auch schon angeboren sein oder wird frühkindlich erworben.

---

[17] Willkommen heißen der Wohlgerüche, Franz Thews, ISBN 978-3-936456-24-0.
[18] Fei, die Lunge in der TCM, Franz Thews, ISBN 978-3-936456-41-7.

Einen Höhepunkt der Lungen-Qi-Schwäche beobachten wir zwischen dem dritten und sechsten Lebensjahr. Deswegen können wir hier durchaus von einem „normalen Zustand" sprechen.

Hierbei wird nicht - wie in der westlichen Medizin - zwischen:
- allergischen Atemwegserkrankungen
- entzündlichen Atemwegserkrankungen

unterschieden.

Es kommt hier auf die Symptomatik der Haupt- und Begleitsymptome an. Das heißt, wir können beide Erkrankungen unter dem gleichen Muster/Syndrom summieren.

Im Einzelnen
Bei der Lungen-Qi-Schwäche beobachten wir grundsätzlich chronische Erkrankungen der Atemwege:
- Quincke-Ödem
- Glottis-Ödem
- Rhinitis
    - Rhinitis chronica
    - Rhinitis allergica
- allergische Bronchitis
- allergisches Asthma
- Inhalationsallergie
- Hausstauballergie
- Milbenallergie
- Tierepithelallergie

Bei einer Lungen-Qi-Schwäche wird das Sekret meist:
- wässrig
- blass
- durchsichtig
- dünnflüssig

sein!

Zungenbefund

Zungenkörper
- blass

Zungenbelag
- unauffällig

Pulsbefund
- tief
- leer
- schwach

Therapiekonzept
- Qi tonisieren
- Lungen-Qi tonisieren

Punktekombination
Eine Punktekombination baut sich wie folgt auf:

- Hauptpunkte
- Unterstützende Punkte
- Ergänzende Punkte

Hauptpunkt
Lu 9   Tai Yuan, tonisiert das Lungen-Qi

Unterstützende Punkte
Ma 36   Zu San Li, tonisiert die Milz und das Qi
MP 6   San Yin Jiao, tonisiert die Milz und das Qi

Ergänzender Punkt
Bl 13   Fei Shu, tonisiert die Lunge

Anmerkung

Wir haben in dieser Abhandlung den Begriff „Lungen-Qi-Schwäche" genutzt. Wie in den Fußnoten[19] schon dargestellt wurde, können weitere Synonyme Verwendung finden; inhaltlich wären die Symptome jedoch alle gleich:
- Lungen-Qi-Schwäche
- Lungen-Qi-Mangel
- Lungen-Qi-Leere

Dies gilt auch für die weiteren Leere-Muster!

Die Begriffe „Schwäche", „Mangel" und „Leere" werden synonym Verwendung finden.

---

[19] Die Begriffe: „Schwäche, Mangel, Leere" können in der Literatur synonym Verwendung finden.

Funktionen der Milz

In der TCM hat die Milz eine grundlegende Bedeutung. So ist die Milz zur Bildung von Qi und Xue verantwortlich. Im Weiteren werden alle Organe und Funktionen mit Qi und Xue versorgt.

Nicht vergessen dürfen wir die umwandelnde Funktion der Milz. Die Milz hat die wesentliche Aufgabe der Transformation der Flüssigkeiten.

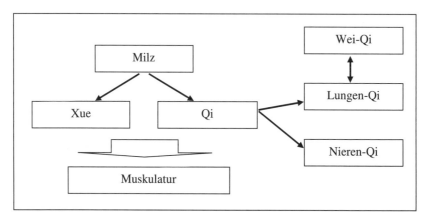

Zudem ist zu beachten, dass die Milz zusätzlich die Aufgabe hat, den äußeren pathogenen Faktor „Nässe/Feuchtigkeit" zu beseitigen.

Hier sehen wir gerade bei der Neurodermitis (atopisches Ekzem) einen hervorragenden therapeutischen Ansatz.

Synonym für Neurodermitis können wir einsetzen:
- Ekzem
    - atopisches Ekzem
    - seborrhoeisches Ekzem

Anmerkung

Das interessante an der Diskussion ist, dass die Milz-Schwäche sowohl für die trockene, als auch für die nässende Haut verantwortlich ist.

Trockene Haut spricht für einen Xue-Mangel, der auf die Milzfunktion zurückzuführen ist!

Nässende Haut spricht dafür, dass die Milz den äußeren pathogenen Faktor Nässe/Feuchtigkeit nicht transformieren kann!

Darstellung der Milzmuster

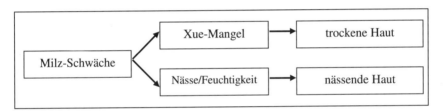

Allergische Reaktion aufgrund einer Milz-Qi Schwäche

Die Milz[20] ist in der TCM verantwortlich für Transport und Transformation.

Ist die Milz schwach, wird nicht mehr ausreichend Qi und Xue[21] gebildet.

Dies kann und wird sich auch negativ auf den ganzen Körper auswirken.

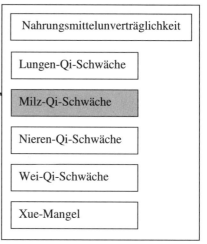

Zudem hat die Milz in Beziehung zur chinesischen Medizin die Aufgabe der Verdauung zu erfüllen.

Grundsätzlich könnten wir neben der
- Milz-Qi-Schwäche

auch eine
- Milz-Yang- Schwäche

diskutieren.

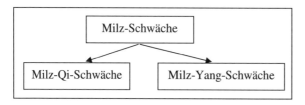

Die Symptome sind sehr ähnlich, so dass in dieser Abhandlung die Unterschiede nicht ausgearbeitet werden.

---

[20] Innere Medizin in der TCM, Franz Thews, ISBN 978-3-936456-09-7.
[21] Xue kann mit Blut übersetzt werden.

Anmerkung

Der wesentliche Unterschied wäre jedoch, dass bei der Milz-Yang-Schwäche die Symptome deutlicher sind. Bei einem Yang-Mangel ist die umwandelnde Funktion reduziert und deswegen werden wir besonders auch Nässe/Feuchtigkeit beobachten!

Die Akupunkturpunkte zur Behandlung beider Muster bleiben jedoch fast identisch.

Gemäß grundsätzlicher Überlegungen

Das Denkmodell zur chinesischen Medizin geht davon aus, dass die Milz eine Beziehung zur Verdauung hat.

Hier sehen wir kein Organ im westlichen Sinne vor uns, sondern eher eine Formel oder Denkmodell, um Funktionsbeziehungen zu erklären.

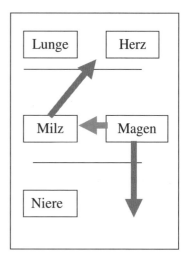

Wir können im Kontext der TCM diskutieren:
- Verdauungsstörungen
    - chronisch

Kardinalsymptom der Milz

Sollte das Milz-Qi physiologisch nicht hochsteigen können, kommt es zu einem wesentlichen Kardinalsymptom, da das Milz-Qi absteigt. Die nach unten gerichtete Wirkung von Magen, Dünn- und Dickdarm wird beschleunigt und es kommt zu:
- nicht geformter Stuhl[22]

In der Literatur werden hier sehr viele Synonyme verwendet:
- weicher Stuhl
- geschmeidiger Stuhl
- breiartiger Stuhl
- wässriger Stuhl

---

[22] In der Literatur wird oft nur Durchfall geschrieben.

Im Einzelnen können dargestellt werden:
- Durchfall
    - nicht geformter Stuhl
    - weicher Stuhl
    - geschmeidiger Stuhl
    - breiartiger Stuhl
    - wässriger Stuhl
- Nahrungsmittelreste im Stuhl
- dyspeptische Beschwerden
    - Appetitlosigkeit
    - Völlegefühl
    - Aufstoßen
    - Reflux
    - Übelkeit
    - Brechreiz
    - Erbrechen
- Spannungsgefühl
    - Abdomen
    - Bauch
- Resorptionsstörungen
    - Abmagerung
    - Gedeihstörungen
    - schwach entwickelte Muskulatur

Die Milz-Schwäche gilt als ein sehr häufiges Muster, besonders im deutschsprachigen Raum.

Die Symptomatik veranschaulicht die Redewendung:
"Die Milz hasst die Nässe!"

Würden wir allergische Erkrankungen / Unverträglichkeiten an einem Lebensmittel, zum Beispiel Milch festmachen, könnten wir feststellen, dass etwa 15% der Bevölkerung in Deutschland eine Milch-Allergie haben. In der TCM sehen wir gerade Milch als Auslöser für die Milz-Schwäche.

Milz-Schwäche

Eine Milz-Schwäche gemäß der TCM, hier haben wir bewusst nicht in Qi oder Yang differenziert, kann jedoch sehr unterschiedlich in der Schulmedizin dargestellt werden:
- Nahrungsmittelunverträglichkeit
- Nahrungsmittelallergie
- Nahrungsmittelintoleranz

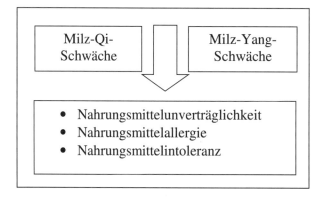

Der größte Unterschied in der Milz-Qi zur Milz-Yang-Schwäche besteht darin, dass bei der Milz-Yang-Schwäche die Yang-Eigenschaften deutlich reduziert sind.

Yang-Eigenschaften sind:
- bewegen
- wärmen
- trocknen
- umwandeln

Dies äußert sich in den bekannten Symptomen und es kommen hinzu:
- Nahrungsreste im Stuhl
- abdominelle Beschwerden

Naturheilkundlich könnten wir weiter diskutieren:
- Dysbiose, also eine Fehlbesiedlung des Darm-Traktes.

Des Weiteren ist das „Darm-assoziierte Immun-System" (Kurzform „GALT" - "gut associated lymphoid tissue") geschwächt, was insgesamt zu einem schwachen Immunsystem führt.

Zungenbefund

Zungenkörper

- blass

Zungenbelag

- unauffällig

Pulsbefund

- tief
- leer
- schwach

Therapieprinzip

- Qi stärken
- Milz-Qi stärken

Punktekombination

Hauptpunkt

MP 3   Tai Bai, tonisiert die Milz

Unterstützende Punkte

Ma 36   Zu San Li, tonisiert die Milz und das Qi
MP 6   San Yin Jiao, tonisiert die Milz und das Qi
KG 6   Qi Hai, tonisiert das Qi
KG 12   Zhong Wan, tonisiert die Milz

Ergänzender Punkt

Bl 20   Pi Shu, tonisiert die Milz

Eine alternative Behandlung wäre es, den Bauchnabel KG 8, chinesisch „Shen Que" zu moxen. Dies ist besonders bei Kindern sehr erfolgreich[23].

---

[23] Wärmetherapie, Franz Thews, ISBN 978-3-936456-20-2.

Folge-Muster einer Milz-Schwäche

Wir könnten hier schon eine erfolgreiche Therapie erwarten. Jedoch kann sich eine Milz-Yang-Schwäche in zwei weitere Muster verwandeln.

Wir beobachten:
- Nässe-Hitze attackiert den Dünndarm
- Nässe-Hitze attackiert den Magen

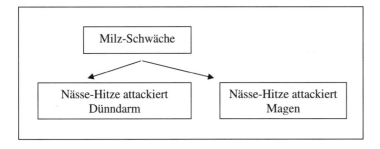

Nässe-Hitze attackiert den Dünndarm

In vielen Büchern und bei vielen Vorträgen hat sich der Terminus:
- Hitze-Fülle des Dünndarms

durchgesetzt.

Klassische Texte

So Quenn, 37 Kapitel
„... Hitze von der Blase, die zum Dünndarm gelangt, führt zu einer Blockade des Dünndarms..."

So Quenn, 39. Kapitel
„... Hitze im Dünndarm führt zu..."

Zuerst möchten wir die Interaktion beobachten:
- Herz und Dünndarm gehören zu der Wandlungsphase[24] „Feuer"
- Dünndarm und Blase stehen in Verbindung über Tai Yang
- Milz und Dünndarm haben eine Arbeitsbeziehung
- Magen-Feuer kann zudem den Dünndarm attackieren

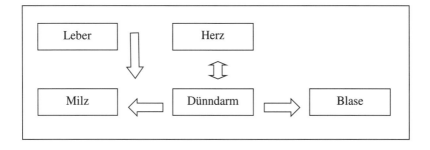

---

[24] Der korrekte chinesische Terminus wäre „Wu Xing" und wird meist als Wandlungsphase oder Element übersetzt.

Die zugehörigen Symptome ergeben sich aus den Systemen und Organbereichen, die in Mitleidenschaft gezogen wurden!

Herz ergibt sich aus der Wandlungsphase Feuer
- psychische Unruhe
- Schlafstörungen
- Zungenulzera

Zudem kann Herz-Feuer auf den Dünndarm übergreifen
- Durst

Herz-Feuer attackiert Dünndarm, dieser leitet weiter auf die Blase
- Hämaturie

Blase ergibt sich aus der Tai-Yang Achse
- trüber Urin
- Harnretention
- schmerzhafte Miktion
- abdominelle Schmerzen

Nässe – Flüssigkeit, chinesisch „Shi", kann nicht ausreichend transformiert werden
- Schweregefühl
- Taubheit

Das Symptom „Taubheit" kann auch noch anders diskutiert werden!
- Nässe und Hitze verlegen den Dünndarm-Meridian

Erweiterte Diskussion

Der Magen kann letztendlich ebenfalls an der Ätiologie / Pathologie beteiligt sein. Zum Beispiel kann Magen-Feuer sowohl die Milz, als auch den Dünndarm schädigen. Des Weiteren ist es ja möglich, dass der Magen einen Mangel an Flüssigkeit hat, was sich ebenfalls ungünstig auf das Verdauungssystem auswirkt.

Kennen wir doch eine Redewendung in der chinesischen Medizin: „Der Magen liebt die Flüssigkeit"[25].

Zunge
- roter Zungenkörper stellt die Hitze dar
- rote Zungenspitze stellt das Herz-Feuer dar
- geschwollener Zungenkörper zeigt Nässe an
- gelber Zungenbelag ist ein Hinweis auf Hitze

Puls
Hier gibt es mehrere Möglichkeiten:
- schnell für Hitze
- voll oder schlüpfrig für Nässe
- saitenförmig für das Anzeigen von Schmerzen

Therapiekonzept
- Nässe und Hitze beseitigen

---

[25] Manche Autoren schreiben auch „Feuchtigkeit"

Punktekombination
An und für sich können alle Akupunkturpunkte aus den Grundlagen[26] eingesetzt werden.

Nässe mit
Mi 6, chinesisch „San Yin Jiao"
Mi 9, chinesisch „Yin Ling Quan"

Hitze mit
Di 11, chinesisch „Qu Chi"

Herz-Feuer mit
He 8, chinesisch „Shao Fu"

Jedoch werden die Therapeuten merken, dass dies nicht optimal funktioniert, da sich ja das Muster negativ weiter entwickelt hat.

Beachte

Hier wäre festzuhalten, das sich:
- Nässe-Hitze attackiert den Dünndarm

nur entwickeln kann, wenn eine ausgeprägte:
- Milz-Schwäche vorhanden ist.

Somit ist „Nässe-Hitze attackiert den Dünndarm" ein Folgemuster!

Deswegen ergeben sich folgende Hauptpunkte:
Dü 2, chinesisch „Qian Gu"
Dü 5, chinesisch „Yang Gu"

---

[26] Siehe hierzu „Akupunktur nach Thews", ISBN 978-3-936456-52-3

Nässe-Hitze attackiert den Magen

Nässe führt im mittleren Dreifach Erwärmer zu einer Blockade, sodass das Magen-Qi nicht mehr absteigen kann. Dies führt zu Völlegefühl, Magenschmerzen mit Übelkeit und weiteren Problemen.

Grundsätzlich geht dieses Muster auf eine Milz-Schwäche zurück!

Als Folge-Muster könnten wir dann noch „Schleim-Hitze attackiert den Magen" thematisieren. Dies wäre nur ein weiterer Teilaspekt und sollte mit Akupunkturpunkten beantwortet werden, die Schleim auflösen können.

Wir können schulmedizinisch darstellen:
- Rhinitis
- Sinusitis

Gesichtsschmerzen können eine wesentliche Rolle spielen.

Unspezifisch können bei Nässe diskutiert werden:
- pappiger oder klebriger Mundgeschmack
- steife Muskulatur
- Missempfindungen im Gesichtsbereich

Bei Hitze beobachten wir:
- Durst

Grundsätzlich können wir die Hitze auch als
- Magen-Feuer

darstellen. Deswegen ergeben sich hier auch entsprechende Akupunkturpunkte.

In Beziehung zu allergischen Erkrankungen sehen wir:
- verstopfte Nase
    - gelbes Sekret
    - dickflüssiges Sekret
- Stirn- und Kieferhöhlenvereiterung

Zunge
- roter Zungenkörper
- gelber Zungenbelag

Puls
- schlüpfrig
- schnell

Therapiekonzept
- Nässe-Hitze eliminieren

Punktekombination

Die Akupunkturpunkte ergeben sich aus den grundlegenden Überlegungen! Achten Sie darauf, dass es nicht mehr als insgesamt 12 Nadeln werden, die gesetzt werden.

Hitze
Di 11, chinesisch „Qu Chi"

Magen-Feuer
Ma 21, chinesisch „Liang Men"
Ma 34, chinesisch „Liang Qiu"
Ma 44, chinesisch, „Nei Ting"

Nässe
KG 9, chinesisch „Shui Fen"
KG 12, chinesisch „Zhong Wan"
Mi 6, chinesisch „San Yin Jiao"
Mi 9, chinesisch „Yin Ling Quan"

Nässe-Hitze
KG 11, chinesisch „Jian Li"
Ma 25, chinesisch „Tian Shu"

Schleim
Ma 40, chinesisch „Feng Long"

Allergische Reaktion aufgrund einer Nieren-Qi-Schwäche

„Chronische Erkrankungen erschöpfen die Niere" – das ist eine altbewährte chinesische Redewendung.

Zudem kennen wir noch die Redewendung: „Nierenkonzepte sind Alterungs-Konzepte".

Des Weiteren muss das Lungen-Qi, welches absteigt, auch von den Nieren aufgenommen werden.

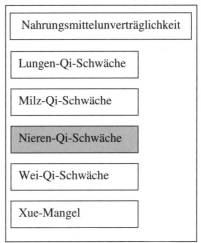

Dies führt besonders bei einer Fehlfunktion, das heißt, dass das Lungen-Qi nicht von der Niere aufgenommen wurde, zu chronischen Atemwegserkrankungen - besonders im Alter.

Gemäß grundsätzlicher Überlegung

Das Lungen-Qi muss von der Niere aufgenommen werden. Sollte das nicht möglich sein, kommt es besonders im Alter zu folgenden Symptomen:
- Niere kann Lungen-Qi nicht aufnehmen
    - Husten
    - Dyspnoe
    - Asthma

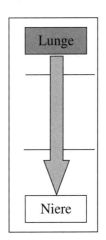

Im Einzelnen
- chronisches, allergisches Asthma

Dieses Muster entsteht meist, wie schon ausführlich dargestellt, im Alter und wird somit nicht oder nur sehr selten in der Kindheit beobachtet.

Zungenbefund

Zungenkörper
- blass

Zungenbelag
- unauffällig

Pulsbefund
- tief
- leer
- schwach

Therapiekonzept
- Qi tonisieren
- Nieren-Qi tonisieren

Punktekombination

Eine Punktekombination baut sich wie folgt auf:

- Hauptpunkte
- Unterstützende Punkte
- Ergänzende Punkte

Hauptpunkt
Ni 3   Tai Xi, als Yuan-Punkt tonisiert er die Niere

Unterstützende Punkte
Ma 36   Zu San Li, tonisiert die Milz und das Qi
MP 6   San Yin Jiao, tonisiert die Milz und das Qi

Ergänzender Punkt
Bl 23   Shen Shu, tonisiert die Niere

Allergische Reaktion aufgrund einer Wei-Qi-Schwäche

Das Wei-Qi, zu Deutsch „das Abwehr Qi", fließt nach der Vorstellung der TCM in der Haut und wehrt den äußeren pathogenen Faktor, chinesisch Liu Yin, ab.

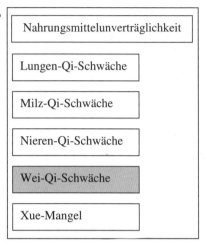

Ist das Wei-Qi geschwächt, werden das Immunsystem und die Abwehrleistung reduziert sein.

Annäherungsweise kann gesagt werden, dass wir eine „Immunschwäche" vor uns sehen.

Gemäß grundsätzlicher Überlegung

Ein geschwächtes Wei-Qi wirkt sich insbesondere auf die
- Haut
- Schleimhaut

aus.

Es kommt im Einzelnen zu folgenden Symptomen:
- Manifestation im Bereich der Haut
- Manifestation im Bereich der Schleimhaut

Eine Wei-Qi-Schwäche geht meist mit einer Lungen-Qi-Schwäche einher.

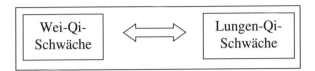

Manifestation im Bereich der Haut
- Juckreiz
- endogenes Ekzem
    - Neurodermitis
- Psoriasis
    - Schuppenflechte
- Urtikaria
    - Nesselsucht
- sonstige Hautausschläge
    - Erythem
    - Exanthem

Manifestation im Bereich der Atemwege
- chronischer Schnupfen
    - mit weißlichem Sekret
- chronische Nasennebenhöhlenentzündung
- Infektanfälligkeit
- vergrößerte Rachen- oder Gaumenmandeln
- Asthma
- chronische Bronchitis

Zungenbefund

Zungenkörper
- blass

Zungenbelag
- unauffällig

Pulsbefund
- unauffällig

Therapiekonzept
- Wei-Qi tonisieren
- Lungen-Qi tonisieren

Punktekombination

Eine Punktekombination baut sich wie folgt auf:
- Hauptpunkte
- Unterstützende Punkte
- Ergänzende Punkte

Hauptpunkte
LG 14	Da Zhui, stärkt das Wei-Qi
Ni 6	Zhao Hai, stärkt das Wei-Qi

Unterstützende Punkte
Lu 9	Tai Yuan, tonisiert das Lungen-Qi
Ma 36	Zu San Li, tonisiert die Milz und das Qi
MP 6	San Yin Jiao, tonisiert die Milz und das Qi

Ergänzende Punkte
Bl 12   Feng Men, eliminiert den pathogenen Faktor Wind
Bl 13   Fei Shu, tonisiert die Lunge

Der pathogene Faktor „Wind" kann relativ leicht bei einer Wei-Qi-Schwäche eindringen. Deswegen finden wir Bl 12, chinesisch „Feng Men", in der obigen Kombination.

Allergische Reaktion aufgrund von Xue-Mangel

Blut, chinesisch Xue, hat die Aufgabe zu

- befeuchten
- ernähren

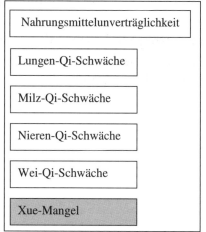

Bei einem Xue-Mangel kann zum Beispiel die Haut[27] nicht mehr ausreichend befeuchtet und ernährt werden. Hier beobachten wir eine trockene Haut, die rau und schuppig wirkt.

Dies ist ein relativ häufiges Muster bei kleinen Kindern, da die Mütter das Muster/Syndrom über die Schwangerschaft auf die Kinder übertragen können.

Hier neigen die Mütter gerne dazu die Haut mit „Pflegeprodukten" geschmeidig und weich zu machen.

Jedoch reagieren die Kinder auf die „Pflegemaßnahmen" dann eventuell mit Rötung der Haut. Hier hätte sich dann das Muster/Syndrom „Xue-Mangel" in Hitze umgewandelt.

Meist liegt jedoch dem Xue-Mangel ein weiteres Muster zugrunde. Es wird in den meisten Fällen eine Milz-Schwäche sein!

---

[27] Hauterkrankungen in der TCM, Franz Thews / Markus Ritz, ISBN 978-3-936456-25-7.

Grundsätzliche Überlegung zum Xue-Mangel

Wir beobachten Manifestationen einer Milz-Schwäche, die mit Nahrungsmittelunverträglichkeit im Bereich der Haut einhergehen.

Da Xue die Haut nicht mehr ausreichend befeuchten und ernähren kann, sehen wir hier:
- trockene Haut
- raue Haut
- Hautschuppen

Manifestation im Bereich der Haut

Wichtig ist hier die Trockenheit der Symptome, diese wären immer übergeordnet und hätten beim Erkennen des Musters Priorität.
- Juckreiz
- endogenes Ekzem
    - Neurodermitis
- Psoriasis
    - Schuppenflechte
- Urtikaria
    - Nesselsucht
- sonstige Hautausschläge
    - Erythem
    - Exanthem

Anmerkung
Bei einem Xue-Mangel kann der äußere pathogene Faktor Wind[28], chinesisch Feng, leicht eindringen. Dies führt zu einem Juckreiz, der deutlich juckt, aber nicht brennt!

---

[28] Wind das himmlische Kind, Franz Thews, 3-936456-04-6

Zungenbefund

Zungenkörper
- blass
- dünn

Zungenbelag
- unauffällig

Pulsbefund
- rau

Therapiekonzept
- Xue tonisieren
- Milz tonisieren

Punktekombination

Eine Punktekombination baut sich wie folgt auf:
- Hauptpunkte
- Unterstützende Punkte
- Ergänzende Punkte

Hauptpunkt
Bl 17   Ge Shu, tonisiert als Hui Punkt das Blut

Unterstützende Punkte
Ma 36   Zu San Li, tonisiert die Milz und Blut
MP 6   San Yin Jiao, tonisiert die Milz und Blut

Ergänzender Punkt
Bl 20   Pi Shu, tonisiert die Milz

Anmerkung

Sollte der äußere pathogene Faktor Wind zu Juckreiz führen, ist der Kardinalpunkt:
Gb 31, chinesisch Feng Shi
anzuwenden.

Dieser Akupunkturpunkt beseitigt Wind und hat sich bei Juckreiz sehr bewährt!

Allergische Reaktion aufgrund von Wind

Wind als äußerer pathogener Faktor kann sich sehr vielfältig auswirken.

Wir kennen hier folgende Merksätze:

1) Wind öffnet
2) Wind treibt aus

Auf der psychischen Ebene macht der äußere pathogene Faktor Wind eine gewisse Unruhe.

Die Redewendung „durch den Wind sein" veranschaulicht den Umstand.

Zudem führt der pathogene Faktor Wind zu:
- Juckreiz

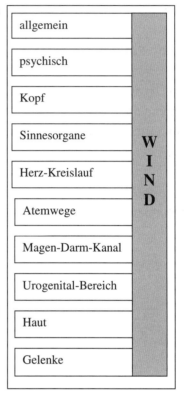

Dieses Symptom gilt als Kardinalsymptom und zieht sich durch die ganze Pathologie!

Allgemein
- Abneigung gegen Wind
- Abneigung gegen Zugluft

Psychisch
- Unruhe
- Nervosität

Kopf
Dies kann am besten durch „Föhnwetterlage" erklärt werden.

Durch Zugluft bedingte
- Kopfschmerzen
- Migräne

Sinnesorgane
- Juckreiz
- Sekret
    - wässrig
    - klar
    - nicht reizend

Atemwege
- Juckreiz
- Allergien der Atemwege
    - wässriges Sekret
- Atemnot
    - Glottis-Ödem
    - Quincke-Ödem

Haut
- Juckreiz
- endogenes Ekzem
    - Neurodermitis
- Urtikaria
    - Nesselsucht

Gelenke
- Schmerzen
    - wandernd
    - ziehend
- Fibromyalgie

Zungenbefund

Zungenkörper
- unauffällig

Zungenbelag
- unauffällig

Pulsbefund
- oberflächig

Therapiekonzept
- Wind eliminieren
- Qi stärken

Punktekombination

Eine Punktekombination baut sich wie folgt auf:
- Hauptpunkte
- Unterstützende Punkte
- Ergänzende Punkte

Hauptpunkt
Bl 12   Feng Men, eliminiert den pathogenen Faktor Wind

Unterstützende Punkte
Ma 36   Zu San Li, tonisiert die Milz und das Qi
MP 6   San Yin Jiao, tonisiert die Milz und das Qi

Ergänzender Punkt
LG 14   Da Zhui, tonisiert das Wei-Qi

Beziehung Xue-Mangel und äußerer pathogener Faktor Wind

Bei einem Xue-Mangel kann relativ leicht der pathogene Faktor Wind eindringen. Dies schlägt sich in einer Redewendung zur TCM nieder:

- Bei Windkrankheiten nähre das Xue[29]

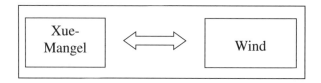

Anmerkung
Sollte der äußere pathogene Faktor Wind zu Juckreiz führen, wäre der Kardinalpunkt: Gb 31, chinesisch „Feng Shi".

Dieser Akupunkturpunkt beseitigt Wind und hat sich bei Juckreiz sehr bewährt!

Gb 31 ist angezeigt bei Juckreiz am ganzen Körper.

Das heißt, schulmedizinisch könnten wir den Begleitbefund „Juckreiz" bei einer Vielzahl von Erkrankungen beobachten:
- Diabetes
- Stoffwechselstörungen
- Post-Zoster-Neuralgien
- Candidabefall der Haut
- Trockene Haut im Alter

Mit Gb 31, chinesisch „Feng Shi" haben wir also einen symptomatisch interessanten Akupunkturpunkt vor uns!

---

[29] TCM und Akupunktur in Merksätzen, Franz Thews / Udo Fritz, ISBN 978-3-8304-7402-9

Allergische Reaktion aufgrund von Kälte

Kälte als äußerer pathogener Faktor kann sich sehr vielfältig auf Nahrungsmittelunverträglichkeiten auswirken. Meist gelangt der pathogene Faktor „Kälte" über Nahrungsmittel in den Körper.

Wir kennen hier folgende Merksätze:

1) Kälte zieht zusammen
2) Kälte macht wässrige Flüssigkeiten

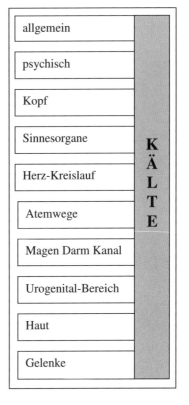

Allgemein
- Abneigung gegen Kälte
- Kältegefühl
- Frieren
- Frösteln

Psychisch
- Gefühlskälte
- emotional frostig
- „verkrampft sein"

Kopf
Kälte zieht zusammen, es kommt zu
- Kopfschmerzen
    - stechend
- Migräne
    - unerträglich

Sinnesorgane
- Sekret
  - wässrig
  - dünnflüssig
  - klar
  - nicht reizend

Herz-Kreislauf
Kälte zieht zusammen:
- Angina pectoris

Atemwege
- Allergien der Atemwege
  - wässriges Sekret
- Atemnot
  - Glottisödem
  - Quincke-Ödem

Magen-Darm-Kanal
Kälte macht wässrige Flüssigkeiten.
- Durchfall
- Magen-Darm-Koliken
- Nahrungsrückstände

Urogenital-Bereich
- Enuresis

Anmerkung

Bei dem äußeren pathogenen Faktor Kälte beobachten wir mehr ein zeitnahes Geschehen. Oft wissen die Patienten, dass sie kalte Getränke oder bestimmte kalte Nahrungsmittel[30] schlecht vertragen und meiden diese entweder bewusst oder instinktiv.

Zungenbefund

Zungenkörper
- unauffällig

Zungenbelag
- weiß

Pulsbefund
- langsam

Therapiekonzept
- Kälte eliminieren
- Yang stärken

---

[30] Hier ist vor allem nicht nur die Temperatur, sondern auch der energetische Aspekt gemeint.

Punktekombination

Eine Punktekombination baut sich wie folgt auf:
- Hauptpunkte
- Unterstützende Punkte
- Ergänzende Punkte

Hauptpunkte
Di 4   He Gu, eliminiert Wind und Kälte
Lu 7   Lie Que, eliminiert Wind und Kälte und öffnet die Wasserwege

Unterstützende Punkte
Ma 36   Zu San Li, tonisiert die Milz und das Qi
MP 6   San Yin Jiao, tonisiert die Milz und das Qi
LG 14   Da Zhui, eliminiert den pathogenen Faktor Hitze und stärkt das Wei-Qi

Ergänzende Punkte
Bl 12   Feng Men, eliminiert den pathogenen Faktor Wind
Bl 13   Fei Shu, tonisiert die Lunge

Allergische Reaktion aufgrund von Hitze

Hitze[31] als äußerer pathogener Faktor kann sich sehr vielfältig auswirken.

Wir kennen hier folgende Merksätze:

1) Hitze steigt nach oben
2) Hitze macht das Blut wild
3) Hitze verbraucht Körperflüssigkeiten
4) Hitze zerstört das Yin

Zudem macht der pathogene Faktor Hitze „manisches Verhalten"[32], das heißt der Patient ist:
- extrovertiert
- hyperaktiv
- aggressiv[33]

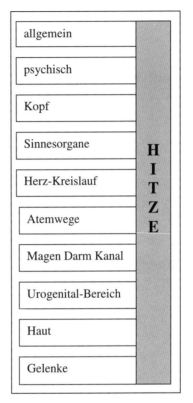

Grundsatz
Jeder pathogener Faktor kann sich in Hitze umwandeln. Hitze kann also immer als Verschlechterung mit einer bestimmten Symptomatik gesehen werden.

---

[31] Hitze und Feuer in der TCM, Markus Ritz, ISBN978-936456-35-6.
[32] Hitze macht manisches Verhalten ist eine Redewendung aus der TCM.
[33] Hier wird besonders in der Naturheilkunde die Ernährung mit Hyperaktivität in Beziehung gebracht.

Allgemein
- Abneigung gegen Hitze
- Brennschmerz
- brennender Juckreiz

Psychisch
- extrovertiert
- hyperaktiv

Kopf
Meist ist der Kopf rot oder fühlt sich heiß an.
- Kopfschmerzen
- Migräne

Sinnesorgane
- Sekret
    - brennend
    - wund machend
    - reizend

Atemwege
- Halsschmerzen
    - brennend
- Halsrötung
    - brennend
- Allergien der Atemwege
    - wässriges, brennendes, wund machendes Sekret
- Atemnot
    - Glottisödem
    - Quincke-Ödem

Magen-Darm-Kanal
- Durchfall
    - Colitis ulcerosa
    - Morbus Crohn
    - Colon nervosa
    - Colon irritabile
- Magen-Darm-Koliken
- Nahrungsrückstände

Haut
Die Haut ist rot oder brennt.
- Erythem
- Exanthem
- Erysipel

Im Einzelnen
- Juckreiz
    - brennend
    - rot

Gelenke
- Entzündung
    - Rötung
    - Schwellung
    - Wärmeentwicklung
- Schmerzen
    - brennend

Anmerkung

Bei dem äußeren pathogenen Faktor Hitze beobachten wir mehr ein zeitnahes Geschehen. Die Symptome gehen oft mit „Brennen" oder einer deutlichen „Rötung" einher.

Zungenbefund

Zungenkörper
- rot

Zungenbelag
- gelb

Pulsbefund
- schnell

Therapiekonzept
- Hitze eliminieren

Punktekombination
Eine Punktekombination baut sich wie folgt auf:
- Hauptpunkte
- Unterstützende Punkte
- Ergänzende Punkte

Hauptpunkte
Di 4	He Gu eliminiert Wind
Di 11	Qu Chi, eliminiert Wind und Hitze

Unterstützende Punkte
Ma 44	Nei Ting, eliminiert Magen-Feuer
Bl 40	Wei Zhong, eliminiert Hitze

Ergänzender Punkt
LG 14	Da Zhui, eliminiert den pathogenen Faktor Hitze

Gemäß „Ma Dan Yang" (chinesischer Gelehrter) ist der Ma 44, chinesisch „Nei Ting", ein sehr erfolgreicher Akupunkturpunkt bei hartnäckigen Hauterkrankungen.

Zudem kann Bl 40, chinesisch „Wei Zhong", bei hochakuten Hauterscheinungen vor allem „blutig gestochen"[34] werden.

---

[34] Hierzu ist im Thews-Verlag ein Buch in Vorbereitung „Sonderformen der Akupunktur".

Allergische Reaktion aufgrund von Nässe/Feuchtigkeit

Synonym wird Nässe in der Literatur auch als „Feuchtigkeit" bezeichnet.

Nässe/Feuchtigkeit als äußerer pathogener Faktor kann sich sehr vielfältig auswirken.

Wir können hier ganz einfach definieren: „ein nässendes Ekzem" oder ein „seborrhoeisches Ekzem".

Wir kennen hier folgende Merksätze:

1) Nässe/Feuchtigkeit ist schwer
2) Nässe/Feuchtigkeit ist trüb
3) Nässe/Feuchtigkeit klebt

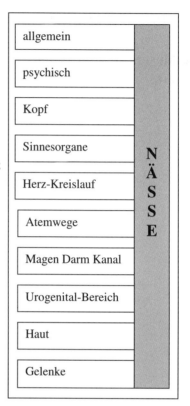

Allgemein
- Abneigung gegen Nässe/Feuchtigkeit

Psychisch
- schwerfällig
- trübsinnig

Kopf
- Kopfschmerzen
- Migräne

Sinnesorgane

Zum Beispiel können die Augen verklebt sein. Des Weiteren kann aus den Ohren entsprechendes Sekret auslaufen oder es sammelt sich hinter dem Trommelfell und es kommt zu einer Beeinträchtigung des Gehörs.
- Sekret
    - klebt
    - trüb

Atemwege
- - Glottisödem
    - Quincke-Ödem

Magen-Darm-Kanal
- Durchfall
    - Stuhl klebt
    - Stuhl ist trüb und ekelhaft
- Magen-Darm-Koliken
- Nahrungsrückstände

Haut
- nässende Absonderungen
    - trüb
    - ekelhaft
- seborrhoisches Ekzem

Gelenke
- Gelenkerguss
- Schleimbeutelerguss

Anmerkung

Bei dem äußeren pathogenen Faktor Nässe/Feuchtigkeit beobachten wir ein komplexes Geschehen, da die Nässe/Feuchtigkeit auf eine Milz-Schwäche zurückführt.

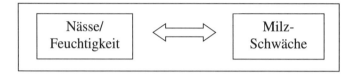

Zungenbefund

Zungenkörper
- blass

Sollte Nässe/Feuchtigkeit eher aufgrund eines Milz-Yang-Mangels entstanden sein, wäre der Zungenkörper nicht nur blass, sondern auch gedunsen!

Zungenbelag
- schmierig
- ekelhaft
- schleimig

Pulsbefund
- schlüpfrig

Therapiekonzept

- Nässe/Feuchtigkeit eliminieren
- Milz stärken

Punktekombination
Eine Punktekombination baut sich wie folgt auf:
- Hauptpunkte
- Unterstützende Punkte
- Ergänzende Punkte

Hauptpunkte
MP 3	Tai Bai, tonisiert die Milz
Ma 36	Zu San Li, tonisiert die Milz und das Qi

Unterstützende Punkte
MP 6	San Yin Jiao, tonisiert die Milz und eliminiert Nässe
MP 9	Yin Ling Quan, tonisiert die Milz und eliminiert Nässe

Ergänzender Punkt
Bl 20	Pi Shu, tonisiert die Milz und eliminiert Nässe

Anmerkung
Führt Nässe/Feuchtigkeit jedoch zu Kopfschmerzen, können auch folgende Akupunkturpunkte als Hauptpunkte gewählt werden:

Ma 8	Tou Wei, eliminiert Nässe aus dem Kopfbereich
Gb 8	Shui Gu, eliminiert Nässe aus dem Kopfbereich

Allergische Reaktion aufgrund von Nässe-Hitze

Hier sehen wir eine Kombination aus
- Nässe
- Hitze

Obwohl sich diese beiden äußeren pathogenen Faktoren nicht besonders mögen, vereinen sie sich, um dem Körper einen nachhaltigen Schaden zuzuführen.

Nässe-Hitze-Erkrankungen sind normalerweise sehr langfristige und therapeutisch schwer zu behandelnde Krankheitsbilder.

Die entsprechenden Symptome sind aus den beiden äußeren pathogenen Faktoren abzuleiten.

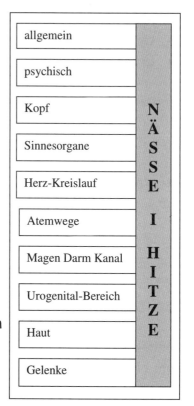

Allgemein
- Abneigung gegen Nässe-Hitze

Psychisch

„Hitze macht manisches Verhalten" ist in der TCM eine chinesische Redewendung.

Patienten erscheinen oft:
- „aufgekratzt"

Kopf

Hitze steigt flammend auf, deswegen kann der Kopf rot sein oder sich warm/heiß anfühlen. Nässe macht ein Gefühl, „als ob der Kopf gebunden wäre".
- Kopfschmerzen
- Migräne

Sinnesorgane
- Sekrete
    - kleben
    - trüb
    - brennen

Atemwege
- sekretreich
- gelb-grünlich
- brennend und ätzend

Magen-Darm-Kanal

Hitze macht brennende Schmerzen, sowie Blutungen.
- Durchfall
    - Stuhl klebt
    - Stuhl ist trüb und ekelhaft
    - brennend
    - blutig
- Magen-Darm-Koliken
- Nahrungsrückstände

Uro-Genital-Bereich
Hier führt Nässe-Hitze oft zu Irritationen der Vaginalschleimhaut. Zudem kann der Urin trüb und scharf, das heißt auch wund machend sein.
- vaginaler Ausfluss
    - trüb und ekelhaft
    - brennend
    - scharf/ätzend
    - wund machend

Haut
Hitze macht brennende Schmerzen und es kommt zu Rötungen. In extremer Form kann es auch zu Blutungen kommen.
- nässende Absonderungen
    - trüb
    - ekelhaft
    - brennend/ätzend
    - wund machend
- seborrhoisches Ekzem
- rote Kratzspuren, die gerne nässen

Gelenke
Hier können die Gelenke rot und heiß sein. Gelegentlich wird die Ernährung bei rheumatischen Erkrankungen umgestellt. Dies würde den Gedanken von „Nässe-Hitze" in der TCM entsprechen!
- Gelenkerguss
- Schleimbeutelerguss

Anmerkung

Bei den pathogenen Faktoren Nässe-Hitze beobachten wir ein komplexes und therapeutisch sehr schwer zu erreichendes Krankheitsbild.

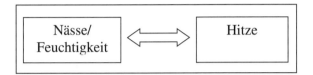

Nässe-Hitze beeinflusst sich wechselseitig stark negativ und kann somit körperlich sehr schädigend wirken.

Zungenbefund

Zungenkörper
- rot

Zungenbelag
- schmierig
- ekelhaft
- schleimig
- gelb

Pulsbefund
- schlüpfrig
- schnell

Therapiekonzept
- Nässe/Feuchtigkeit eliminieren
- Hitze eliminieren
- Milz stärken

Punktekombination

Eine Punktekombination baut sich wie folgt auf:
- Hauptpunkte
- Unterstützende Punkte
- Ergänzende Punkte

Hauptpunkte
MP 6   San Yin Jiao, tonisiert die Milz und eliminiert Nässe
MP 9   Yin Ling Quan, tonisiert die Milz und eliminiert Nässe
Di 11   Qu Chi, beseitigt Hitze

Unterstützende Punkte
MP 3   Tai Bai, tonisiert die Milz
Ma 36   Zu San Li, tonisiert die Milz und das Qi

Ergänzender Punkt
Bl 20   Pi Shu, tonisiert die Milz und eliminiert Nässe

Anmerkung
Es gibt einige Sonderfälle bei Nässe-Hitze, je nachdem, welches Organ attackiert wird. Aufgrund dessen können auch entsprechende Akupunkturpunkte zusätzlich definiert werden.

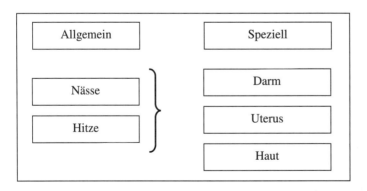

Nässe-Hitze attackiert den Darm
führt zum allergisch bedingten Durchfall. Wähle hier folgende

Hauptpunkte:
Ma 25   Tian Shu, beseitigt Nässe-Hitze
Ma 37   Shang Yu Xu, beseitigt Nässe-Hitze
Ma 37   Xia Yu Xu, beseitigt Nässe-Hitze

Nässe-Hitze attackiert den Uterus
führt zum allergisch bedingten Ausfluss. Wähle hier folgenden

Hauptpunkt:
Gb 26   Dai Mai, beseitigt Nässe-Hitze

Nässe-Hitze attackiert die Haut
führt zu allergischen Hauterkrankungen. Wähle hier folgenden

Hauptpunkt:
LG 10   Ling Tai, beseitigt Nässe-Hitze

Nässe-Hitze attackiert den Magen

Nässe führt im mittleren Dreifach Erwärmer zu einer Blockade, sodass das Magen-Qi nicht mehr absteigt. Dies führt zu Völlegefühl mit Magenschmerzen und Übelkeit sowie weiteren Problemen.

Grundsätzlich geht dieses Muster auf eine Milz-Schwäche zurück!

Als Folge-Muster könnten wir dann noch „Schleim-Hitze attackiert den Magen" thematisieren. Dies wäre nur ein weiterer Teilaspekt und sollte mit Akupunkturpunkten beantwortet werden, die Schleim auflösen können.

Wir können schulmedizinisch darstellen:
- Rhinitis
- Sinusitis

Gesichtsschmerzen können eine wesentliche Rolle spielen.

Unspezifisch können bei Nässe diskutiert werden:
- pappiger oder klebriger Mundgeschmack
- steife Muskulatur
- Missempfindungen im Gesichtsbereich

Bei Hitze beobachten wir:
- Durst

Grundsätzlich können wir die Hitze auch als
- Magen-Feuer

darstellen. Deswegen ergeben sich hier auch entsprechende Akupunkturpunkte.

In Beziehung zu allergischen Erkrankungen sehen wir:
- verstopfte Nase
    - gelbes Sekret
    - dickflüssiges Sekret
- Stirn- und Kieferhöhlenvereiterung

Zunge
- roter Zungenkörper
- gelber Zungenbelag

Puls
- schlüpfrig
- schnell

Therapiekonzept
- Nässe-Hitze eliminieren

Punktekombination

Die Akupunkturpunkte ergeben sich aus den grundlegenden Überlegungen! Achten Sie darauf, dass es nicht mehr als insgesamt 12 Nadeln werden, die gesetzt werden.

Hitze
Di 11, chinesisch „Qu Chi"

Magen-Feuer
Ma 21, chinesisch „Liang Men"
Ma 34, chinesisch „Liang Qiu"
Ma 44, chinesisch „Nei Ting"

Nässe
KG 9, chinesisch „Shui Fen"
KG 12, chinesisch „Zhong Wan"
Mi 6, chinesisch „San Yin Jiao"
Mi 9, chinesisch „Yin Ling Quan"

Nässe-Hitze
KG 11, chinesisch „Jian Li"
Ma 25, chinesisch „Tian Shu"

Schleim
Ma 40, chinesisch „Feng Long"

Allergische Reaktion aufgrund von Schleim

Schleim entwickelt sich aus dem pathogenen Faktor Nässe/Feuchtigkeit, wobei die Milz nicht mehr in der Lage ist, die Nässe/Feuchtigkeit zu eliminieren.

Hierbei kann es dazu kommen, dass der pathogene Faktor Nässe/Feuchtigkeit sich in Schleim umwandelt.

Wir kennen hier folgende Merksätze:

1) Schleim ist sichtbar
2) Schleim ist tastbar
3) Schleim ist unsichtbar

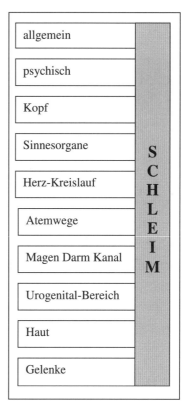

Nässe/Feuchtigkeit und Schleim wirken sich besonders stark auf:
- Haut
- Schleimhaut

aus.

Allgemein
- Abneigung gegen Nässe/Feuchtigkeit

Psychisch
- schwerfällig

Nässe/Feuchtigkeit und Schleim können zu Lernstörungen führen. Somit wäre der Patient auch „geistig schwerfällig".
- Nässe/Feuchtigkeit spricht mehr für eine Lernstörung.
- Schleim spricht per Definition mehr für eine Lernbehinderung.

Diese Lernstörungen müssen unter anderem über die Vermeidung von Allergenen oder unverträglichen Nahrungsmitteln beeinflussbar sein.

Kopf
Schleim verlegt den Kopf und es kommt zu
- Stupor
- Kopfschmerzen mit
    - Benommenheit
    - Desorientiertheit
- Migräne

Sinnesorgane
Zum Beispiel können die Augen verklebt sein. Des Weiteren kann aus den Ohren entsprechendes Sekret auslaufen oder es sammelt sich hinter dem Trommelfell und es kommt zur Beeinträchtigung des Gehörs. Da wir hier von Schleim ausgehen, sind die Symptome etwas stärker und deutlicher als bei Nässe/Trockenheit.
- Sekret
    - schleimig
    - schmierig

Atemwege
Schleim hat unterschiedliche Darstellungen, zum Beispiel kennen wir den stofflichen Schleim. Dies wäre bei den Kindern die Neigung zur „Polypenbildung".

Des Weiteren kann diskutiert werden:
- Verschleimung von
    - Nase
    - obere Atemwege
    - Bronchien
    - Mukoviszidose
- Allergien der Atemwege
- Atemnot

Magen-Darm-Kanal
- Durchfall mit
    - Schleim
- Magen-Darm-Koliken
- Nahrungsrückstände

Anmerkung
Wir beobachten hier folgende Eskalation:
Milz-Schwäche führt zu Nässe/Feuchtigkeit und diese wandelt sich in Schleim um.

Der Krankheitsprozess hat sich chronifiziert und schnelle Erfolge sind sehr unwahrscheinlich.

Zungenbefund

Zungenkörper
- blass
- gedunsen
- feucht

Zungenbelag
- schleimig
- schmierig

Pulsbefund
- schlüpfrig

Therapiekonzept
- Milz stärken
- Nässe/Feuchtigkeit eliminieren
- Schleim auflösen

Punktekombination

Eine Punktekombination baut sich wie folgt auf:
- Hauptpunkte
- Unterstützende Punkte
- Ergänzende Punkte

Hauptpunkte
Ma 40	Feng Long, löst Schleim auf
MP 6	San Yin Jiao, tonisiert die Milz und eliminiert Nässe/Feuchtigkeit
MP 9	Yin Ling Quan, tonisiert die Milz und eliminiert Nässe/Feuchtigkeit

Unterstützende Punkte
MP 3	Tai Bai, tonisiert die Milz
Ma 36	Zu San Li, tonisiert die Milz und das Qi

Ergänzender Punkt
Bl 20	Pi Shu, tonisiert die Milz und eliminiert Nässe/Feuchtigkeit

Zusammenfassung

Bei allergischen Reaktionen stehen sich die Muster/Syndrome in der Traditionellen Chinesischen Medizin sehr komplex gegenüber oder überschneiden sich.

Eine entsprechende Differenzierung fällt manchmal sehr schwer, insbesondere, falls der Therapeut nicht sicher in der Theorie zum Zang Fu System steht.

Jedoch kann auch ein erfahrener Therapeut wegen der Komplexität etwas unsicher werden. Hier hilft nur die konsequente Anwendung der Theorie und letztendlich das Prinzip „learning by doing" oder weniger heroisch: „bedside teaching".

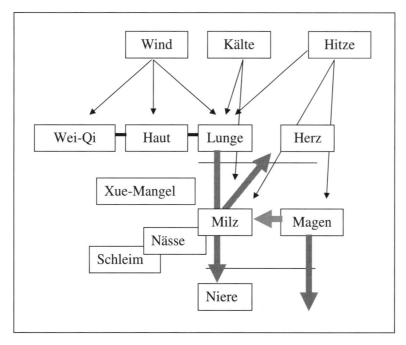

Übersicht der Muster/Syndrome

Allergische Atemwegserkrankungen

Allergische Atemwegserkrankungen sind für die Traditionelle Chinesische Medizin ein sehr dankbares Krankheitsbild. Hierbei gibt es, wie so oft in der TCM, unterschiedliche Wege diese Krankheitsbilder zu behandeln.

Gemäß dem Motto:
„Eine Krankheit - viele Muster, somit auch viele Behandlungsmöglichkeiten."

Es gibt nun mehrere Möglichkeiten in der chinesischen Medizin entsprechende Krankheitsbilder zu definieren:

- klinische Akupunktur
- klassische Akupunktur

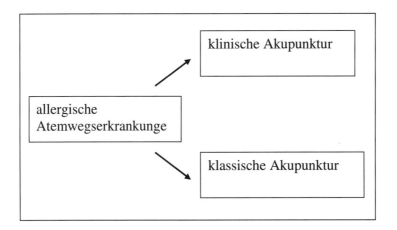

Es wird immer innerhalb der TCM unterschiedliche Möglichkeiten der Therapie mit Akupunktur geben. In dieser Abhandlung nicht thematisiert wäre jedoch auch der Einsatz von:

Mu-Xue, das heißt den Alarmpunkt[35] der Lunge einzusetzen. Dies wäre Lu 1, chinesisch „Zhong Fu".

Mu bedeutet übersetzt so viel wie „Alarmpunkt". Diese Punkte werden oftmals bei akuten Erkrankungen eingesetzt, hier bei akuten Erkrankungen der Atemwege/Lunge.

Huang Di Nei Jing[36]

Huang Di, der „Gelbe Kaiser" führte Lehrgespräche mit Khi Pa, welche zu einem späteren Termin im „Nei Jing" zusammengefasst wurden.

22. Kapitel, So Quenn
Die Symptome einer Lungenerkrankung sind:

Bei Fülle
- *Husten*
- *rotes Gesicht*
- *Asthma*
- *Schmerzen in den Schultern und Rücken*
- *Schweißausbruch*

Bei Leere
- *kurze stoßweise Atmung*

Erklärung
Beim Fülle-Muster wurde das Muster Wind-Hitze beschrieben
Beim Leere-Muster wurde eine Lungen-Qi-Schwäche dargestellt

---
[35] Alarmpunkte in der TCM, Franz Thews, ISBN 978-936456-03-5.
[36] Eines der wichtigsten Bücher zur TCM.

23. Kapitel, So Quenn
Ist die Energie der fünf Organe befallen, so treten jeweils typische Symptome auf, bei Befall der Lunge:
- *Husten*

Erklärung
Hierbei wurde ein Kardinalsymptom der Lunge dargestellt. Jedoch wurde nicht weiter ausgeführt, welches Muster dafür verantwortlich ist.

23. Kapitel, So Quenn
Die fünf Organe haben ihre Abneigung:
- *die Lunge hasst die Kälte*

Das nennt man die fünf Abneigungen.

Erklärung
Hier wurde dargestellt, dass die Lunge besonders auf klimatische Kälte reagiert, wie es zum Beispiel bei:
- Unterkühlung
- Verkühlung
- Erkältung

23. Kapitel, So Quenn
Die fünf Organe wandeln die Flüssigkeiten:
- *die Lunge den Nasenschleim*

Das nennt man die fünf Verwandlungen.

Erklärung
Hierbei wird dargestellt, dass sich bei Erkrankungen der Lunge Nasenschleim bildet. Wir sehen hierbei:
- Sekret
- Sputum
- Expektorans

32. Kapitel, So Quenn
Die Hitzekrankheit der Lunge hat beim Kampf zwischen dem Wei-Qi und dem pathogenen Faktor folgende Symptome:
- *Dyspnoe*
- *Hypopnoe*
- *Husten*
- *Schmerzen am Thorax*
- *Schmerzen am Rücken*
- *rasende Kopfschmerzen*
- *Schweißausbrüche*

42. Kapitel, So Quenn
Huang Di fragt:
"Worin unterscheiden sich die durch Wind hervorgerufenen Erkrankungen?"

Khi Pa antwortet:
"Attackiert der Wind die Lunge, kommt es zu folgenden Symptomen:
- *Windempfindlichkeit*
- *übermäßiges Schwitzen*
- *blasser Teint*

- *Husten*
- *oberflächige Atmung*
- *Besserung am Tag*
- *Verschlimmerung in der Nacht*

Ein typisches Symptom bei „Winderkrankungen" der Lunge ist die weißliche Verfärbung über den Augenbrauen."

Erklärung
Hier wurden die Symptome von Atemwegserkrankungen dargestellt.

62. Kapitel, So Quenn
Huang Di fragt:
"Welches sind die Symptome von Leere und Fülle der Energie?"

Khi Pa antwortet:
Bei einer Fülle des Qi kommt es zu
- *Husten*
- *Dyspnoe*
- *rotes Gesicht*

Bei einer Leere kommt es zu
- *schwache/oberflächige Atmung*
- *Schwächezustand*

Erklärung
Beim Fülle-Muster wurde das Muster Wind-Hitze beschrieben.
Beim Leere-Muster wurde eine Lungen-Qi-Schwäche dargestellt.

Redewendungen über die Lunge/Atemwege

Es gibt in der deutschen Sprache eine ganze Reihe von Redewendungen zur Lunge oder den Atemwegen. Diese veranschaulichen über bildhafte Kommunikation mit dem Patienten seinen Ist-Zustand und geben somit Aufschluss über seine Muster/Syndrome.

- Es verschlägt ihm den Atem.
- Da bleibt einem die Luft weg.
- Es fehlt der lange Atem zum Durchhalten.
- Da geht die Puste aus.
- Da muss ich erst einmal tief Luft holen.
- Da ist dicke Luft.
- Das stinkt mir aber.
- Da hatte ich den richtigen Riecher.
- Sich eine goldene Nase verdienen.
- Ich wage kaum zu atmen.
- Das raubt mir die Luft.
- Der nimmt einem jegliche Luft zu leben.
- Ich ersticke daran.

Bei diesen Redewendungen haben wir mit einfachen Worten oft ein bildhaftes Verständnis zu den Organen.

Diese Art von Annäherung an ein Thema eröffnet uns sozusagen den „psycho-somatischen" Bereich. Im Rahmen der TCM können wir versuchen entsprechende Annäherung an die Muster/Syndrome zu erreichen.

Wertigkeit der Symptome

Bei allergischen Atemwegserkrankungen ist es schwer das Muster gemäß der TCM zu definieren.

Neben dem Kardinalsymptom braucht es hier insbesondere das:

- Begleitsymptom,

um das Muster / Syndrom zu bestimmen.

Besonders in der Traditionellen Chinesischen Medizin ist es wichtig und auch zum Ziel führend, die Funktionsbeziehungen zu beachten. So sind Beziehungen von grundlegender Bedeutung, um eindeutig das Muster zu definieren.

Somit besteht ein Muster aus:

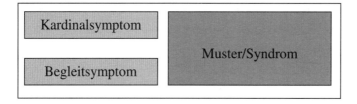

Die therapeutische Intervention bei allergischer Atemwegserkrankung besteht aus unterschiedlichen Ansätzen aus dem Bereich der Traditionellen Chinesischen Medizin und dem Bereich der Naturheilkunde.

Ziel des Konzeptes ist die Wiederherstellung einer normalen Reaktion des Organismus.

Zudem kann mit den Maßnahmen der Traditionellen Chinesischen Medizin die Lebensqualität der betroffenen Patienten deutlich gesteigert werden.

Muster gemäß der Traditionellen Chinesischen Medizin

In Abhängigkeit der Lokalisation, sowie der Erscheinungsform, zudem in der Darstellung der Intensität des Erscheinungsbildes und den klinisch verwertbaren Beschwerden, die der Patient anbieten kann, können unterschiedliche Muster definiert werden. Die chinesische Medizin kennt unterschiedliche pathologische Zustände.

Diese werden als Muster oder Syndrom bezeichnet.

Wir nennen diese Art der Diagnose in der chinesischen Medizin:

- Syndrom-Diagnose

Zu nennen wären hierbei:

Leere-Muster
- Lungen-Qi-Schwäche

Fülle-Muster
- Wind-Kälte attackiert die Lunge
- Wind-Hitze attackiert die Lunge

Im Einzelnen kann das wie folgt dargestellt werden:

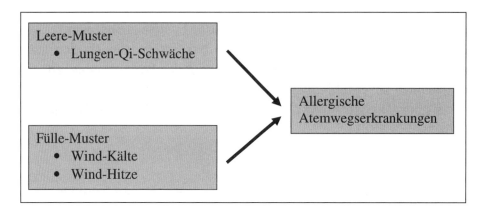

Allergische Atemwegserkrankung

Prinzipiell entsteht immer eine Problematik dadurch, dass wir einen westlichen definierten Krankheitsbegriff in die chinesische Medizin übertragen wollen.

Annäherungsweise entspricht dem Bild einer allergischen Atemwegserkrankung der chinesische Begriff:

- Bi Yuan

„Bi" kann mit „Nase" und „Yuan" in diesem Zusammenhang als „Sekret" oder „Pfütze" übersetzt werden.

Hierbei werden allgemein folgende Symptome zusammengefasst:

- Nasensekretion
    - laufende Nase
    - rinnende Nase
- unangenehmer bis übler Geruch
- verstopfte Nase
- Kopfschmerzen, meist an der Stirn
- Niesen

Die Hauptsyndrome gemäß der TCM sind:
- Wind-Kälte dringt in die Lunge ein
- Wind-Hitze dringt in die Lunge ein
- Lungen-Qi-Schwäche

Jedoch können bei der Akupunktur auch andere Gesichtspunkte berücksichtigt werden.

So kann ein mäßiger therapeutischer Erfolg auch mit
- lokalen Akupunkturpunkten

erreicht werden. Des Weiteren ist es möglich das Abwehr-Qi, chinesisch Wei-Qi, zu stärken.

Zum Schluss können die unterschiedlichen therapeutischen Überlegungen auch kombiniert werden.

Übersicht der therapeutischen Möglichkeiten

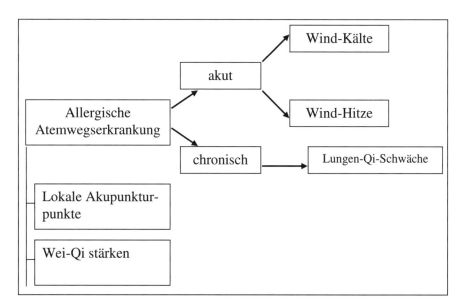

Wie immer gibt es unterschiedliche Therapieansätze. Grundsätzlich sollte in diesem Buch jedoch das Zang-Fu Muster definiert werden.

Lokale Akupunkturpunkte bei allergischen Atemwegserkrankungen

Ein Grundprinzip bei der Akupunktur ist der Einsatz von Akupunkturnadeln im lokalen Bereich. Dies kann auch bei der allergischen Atemwegserkrankung, insbesondere bei der allergischen Rhinitis, von großem Erfolg sein.

Hier sind von entscheidender Wichtigkeit die Akupunkturpunkte:

- Ex-Punkt, chinesisch „Yin Tang"
- Di 20, chinesisch „Ying Xiang"

Grundsätzlich können bei Erkrankungen lokale oder regionale Akupunkturpunkte eingesetzt werden. Wir können Akupunkturpunkte auch als segmentale Wirkung diskutieren.

Somit werden in der täglichen Praxis viele Akupunkturpunkte im Thorax oder oberen Rücken eingesetzt. Meist wird diese Akupunktur nicht im Sinne des „Nadelstechens" eingesetzt, sondern mit anderen Reizarten manipuliert:

- Injektion im Sinne
    - Aku-Injektion
    - Homöo-Siniatrie[37]

---

[37] Der Begriff „Homöo-Siniatrie" beschreibt alternative Behandlungskonzepte, die auf der Traditionellen Chinesischen Medizin und der Homöopathie basieren.

Die Zuordnung der Akupunkturpunkte zu folgenden Meridianen ist möglich:

Dorsal

- Lenkergefäß, chinesisch „Du Mai"
- Blasen-Meridian, sowohl der innere als auch der äußere Ast

Ventral

- Konzeptions-Gefäß, chinesisch „Ren Mai"
- Nieren-Meridian
- Magen-Meridian

Lenkergefäß, chinesisch „Du Mai"

LG 14, chinesisch „Da Zhui" hat folgende Wirkung:
- eliminiert Wind
- befreit die Oberfläche
- tonisiert Wei-Qi
- tonisiert Lungen-Qi

LG 13, chinesisch „Tao Dao" hat folgende Wirkung:
- tonisiert Lungen-Qi

LG 12, chinesisch „Shen Zhu" hat folgende Wirkung:
- tonisiert Lungen-Qi

Blasen-Meridian, innerer Ast

Bl 11, chinesisch „Da Zhu" hat folgende Wirkung:
- eliminiert Wind
- befreit die Oberfläche

Bl 12, chinesisch „Feng Men" hat folgende Wirkung:
- eliminiert Wind
- befreit die Oberfläche

Bl 13, chinesisch „Fei Shu" hat folgende Wirkung:
- tonisiert Lungen-Qi
- stimuliert die absteigende Wirkung

Blasen-Meridian, äußerer Ast

Bl 42, chinesisch „Po Hu" hat folgende Wirkung:
- stimuliert die absteigende Wirkung

Bl 43, chinesisch „Gao Huang Shu" hat folgende Wirkung:
- tonisiert das Lungen-Yin

Konzeptionsgefäß, chinesisch „Ren Mai"

KG 22, chinesisch „Tian Tu" hat folgende Wirkung:
- stimuliert die absteigende Wirkung
- eliminiert Wind – Hitze
- eliminiert Schleim

KG 17, chinesisch „Tan Zhong"
- tonisiert das Sammel-Qi
- tonisiert das Lungen-Qi
- stimuliert die absteigende Wirkung
- eliminiert Wind – Hitze
- eliminiert Schleim

Nieren-Meridian

Ni 27, chinesisch „Shu Fu" hat folgende Wirkung
- stimuliert die Funktion der Niere das Lungen-Qi aufzunehmen
- eliminiert Schleim

Magen-Meridian

Ma 12, chinesisch „Que Pen" hat folgende Wirkung:
- stimuliert die absteigende Wirkung
- eliminiert Wind

Abwehr-Qi, chinesisch „Wei-Qi"

Das Abwehr-Qi, chinesisch „Wei-Qi" ist ein Teilaspekt des Qi.

Das Wei-Qi hat die Aufgabe die von außen eindringenden pathogenen Faktoren abzuwehren. Ist das Abwehr-Qi stark genug, können in Beziehung zu den allergischen Atemerkrankungen die pathogenen Faktoren:

- Wind-Kälte
- Wind-Hitze

erfolgreich abgewehrt werden.

Das Abwehr-Qi fließt in der Haut und wird von der Lunge bereitgestellt. Grundsätzlich kann bei einem Therapiekonzept das Abwehr-Qi immer mit berücksichtigt werden.

Der wichtigste Akupunkturpunkt ist hierbei:

- LG 14, chinesisch „Da Zhui"

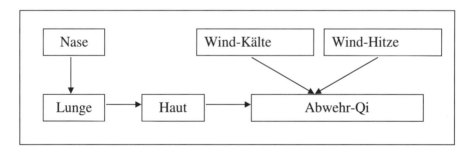

Der „Da Zhui" ist ein optimal gewählter Akupunkturpunkt bei allergischen Erkrankungen der Atemwege (Wei-Qi stärken, Liu Yin begrenzen):
- allergische Rhinitis
- allergische Bronchitis
- allergisches Asthma

Allergische Atemwegserkrankung durch Wind-Kälte

Die chinesische Medizin nutzt eine beschreibende Symptomatik, um Erkrankungen des Körpers zu klären und zu klassifizieren. Diese Art der Phänomenologie steht im engen Zusammenhang mit dem Erscheinungsbild.

Bei „Wind und Kälte attackiert die Lunge" beobachten wir eine akute allergische Erkrankung der Atemwege.

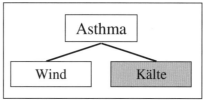

Da Wind und Kälte von außen angreifen, sprechen wir auch von einem äußeren Muster, gemäß der TCM kann ebenfalls von einem Fülle-Muster gesprochen werden.

Wind-Kälte führt zu

- allergische Rhinitis
- allergische Bronchitis
- allergisches Asthma

Durch den Wind als Vehikel, kann der äußere pathogene Faktor Kälte gut in den Körper eindringen. Der äußere pathogene Faktor Kälte kann nun den Wind in eine bestimmte Richtung modellieren.

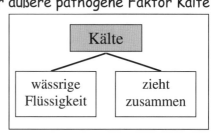

Hierbei führt Kälte zu zwei Problemen:

- Kälte zieht zusammen
- Kälte macht wässrige Flüssigkeiten

Die Differenzierung zu den anderen Mustern erfolgt aufgrund der Individualität.

- Wind führt zu Juckreiz
- Kälte macht wässrige Flüssigkeiten
- Kälte zieht zusammen

Klinische Symptome

Hier sehen wir den typischen „Heuschnupfen" mit wässrigem, nicht reizendem Sekret.

Beginn
- akut
- plötzlich
- schnell

Wind macht Juckreiz

- Juckreiz im Hals- und Rachenraum
- Niesen, aufgrund des Juckreizes im Nasen- und Hals-Rachenraum

Kälte macht wässrige Flüssigkeiten

- Nasensekret
    - reichlich
    - durchsichtig
    - weiß
    - wässrig
    - nicht reizend
- laufende Nase

Kälte zieht zusammen

- Nase
    - verstopft
- Bronchien
    - spastisch
- Dyspnoe
    - Nasenatmung verlegt
- Husten

Anmerkung

Obwohl jetzt der pathogene Faktor Wind die Hautoberfläche öffnen würde, was zum Schwitzen führt, kann der äußere pathogene Faktor Kälte dies wegen seiner zusammenziehenden Eigenschaft verhindern. Kälte würde also die Vorherrschaft bei den Symptomen übernehmen.

Kälte wirkt auf den Körper ein

Aufgrund der relativen Stärke kann der pathogene Faktor Kälte in den Körper eindringen.

Hieraus ergeben sich folgende Symptome:

- Frösteln
- Frieren
- Kältegefühl
- Gänsehaut
- Abneigung gegen Kälte

Begleitsymptome

- Rigide Muskulatur
    - Myogelosen
- Kopfschmerzen

Zungenbefund

Zungenkörper
- blass

Zungenbelag
- weiß

Pulsbefund

- langsam

Therapiekonzept

- pathogenen Faktor eliminieren
    - Wind
    - Kälte

Punktekombination

Eine Punktekombination baut sich wie folgt auf:

- Hauptpunkte
- Unterstützende Punkte
- Ergänzende Punkte

Des Weiteren kann bei der allergischen Atemwegserkrankung zum Einsatz kommen:

- lokale Akupunkturpunkte
- Abwehr-Qi stärken

Hauptpunkte

Di 4   He Gu, eliminiert Wind
Lu 7   Lie Que, eliminiert Wind und Kälte

Unterstützende Punkte

Ma 36   Zu San Li, stärkt die Milz und somit Qi
MP 6   San Yin Jiao, stärkt die Milz und somit Qi
KG 12   Zhong Wan, stärkt den Magen und die Milz
KG 6   Qi Hai, stärkt das Qi

Ergänzende Punkte

Bl 12   Feng Men, eliminiert Wind
Bl 13   Fei Shu, Transportpunkt der Lunge

Lokale Akupunkturpunkte

Ex-Punkt   Yin Tang, lokale Wirkung
Di 20   Ying Xiang, eliminiert Wind

Abwehr-Qi stärken

LG 14   Da Zhui, stärkt das Wei-Qi

Spezielles zu Wind-Kälte

Wie wir gesehen haben, gibt es zwei grundsätzliche Reaktionen:

- Kälte zieht zusammen
- Kälte macht wässrige Flüssigkeiten

Bisher wurden beide Reaktionen im Sinne „entweder – oder" diskutiert.

Gehen wir einmal davon aus, dass beides gleichzeitig passiert, so werden die wässrigen Flüssigkeiten nicht mehr abfließen und das Lumen/Durchmesser der Luftröhre wird wegen „Kälte zieht zusammen" noch weiter verengt.

Hier steht als Kardinalsymptom anschließend
- Atemnot/Dyspnoe

im Vordergrund.

Diese negative Veränderung braucht ebenfalls einen Namen, damit sich die Therapeuten über diese Komplikation verständigen können.

Wir nennen dies in der TCM
- „Wind-Wasser".

Eigentlich ändert sich kaum etwas im Behandlungskonzept; nur muss der Schwerpunkt konsequenterweise auf die „Atemnot" gelegt werden.

Akupunktur bei Wind-Wasser

Einige Akupunkturpunkte können von der Qualität her „Wasserwege öffnen", hier kennen wir besonders die Wirkung von Lu 7, chinesisch „Lie Que".

Als Hauptpunkte wählen wir:

Di 4, chinesisch „He Gu"
Lu 7, chinesisch „Lie Que"

Zur Unterstützung geben wir dazu

Di 6, chinesisch „Pian Li"

Di 6 kann ebenfalls die Wasserwege öffnen. So kann die Wirkung von Lu 7, chinesisch „Lie Que" deutlich verstärkt werden.

Bei dieser Kombination steht besonders die Atemnot im Vordergrund!

Krankheiten gemäß der westlichen Medizin sind:

- Quincke-Ödem
- Glottis-Ödem

Cave:

Dieses Konzept reicht nicht für lebensbedrohliche Zustände aus!

Allergische Atemwegserkrankung durch Wind-Hitze

Die chinesische Medizin nutzt eine beschreibende Symptomatik, um Erkrankungen des Körpers zu klären und zu klassifizieren. Diese Art der Phänomenologie steht im engen Zusammenhang mit dem Erscheinungsbild.

Wind und Hitze attackiert die Lungen und führt hierbei zu akuten allergischen Erkrankungen der Atemwege.

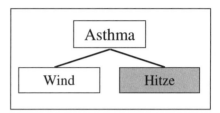

Wind-Hitze führt zu
- allergische Rhinitis
- allergische Bronchitis
- allergisches Asthma

Die Differenzierung zu den anderen Mustern erfolgt aufgrund der Individualität.
- Wind führt zu Juckreiz
- Hitze macht brennende Flüssigkeiten
- Hitze steigt nach oben
- Hitze macht Rötung

Klinische Symptome

Hier sehen wir den typischen „Heuschnupfen" mit seinem wässrigen, reizenden, ätzenden und wund machenden Sekret.

Beginn
- akut
- plötzlich
- schnell

Wind macht Juckreiz
- Juckreiz im Hals- und Rachenraum
- Niesen

Hitze macht brennende Flüssigkeiten
- Nasensekret
    - reichlich
    - durchsichtig
    - weiß
    - wässrig, jedoch
        - reizend
        - ätzend
        - wund machend

- brennendes Sekret
    - gelb
    - grün
    - Nekrotisierung

- laufende Nase
    - wund machendes/ätzendes Sekret

- Gefühl
    - brennend

Wind-Hitze	
Nasensekret • reichlich • durchsichtig • weiß • wässrig • reizend	brennendes Sekret • gelb • grün • eitrig

Hitze als äußerer pathogener Faktor steht als Muster/Syndrom neben allergischen Erkrankungen auch für Infekte der Atemwege. Wie so oft, macht ein Muster mehrere Krankheitsbilder. In dieser Abhandlung stehen jedoch die allergischen Erkrankungen und deren Auswirkung auf den Körper im Vordergrund.

Hitze steigt nach oben
- Kopf leicht gerötet
- Rötung
    - Augen
    - Nase
    - Hals- und Rachenraum

- Schwellung
    - Nase

- Schmerzen
    - intensiv
    - brennend
    - juckend

- Flecken
    - rot
    - violett

Hitze wirkt auf den Körper ein

Aufgrund der relativen Stärke kann der pathogene Faktor Hitze in den Körper eindringen.
Hieraus ergeben sich folgende Symptome:
- Schwitzen
- Entzündung und allergische Reaktionen
    - Nase
    - Rachen
    - Bronchien
- Abneigung gegen Hitze

Zungenbefund

Zungenkörper
- rot
- rote Punkte auf der Zunge

Zungenbelag
- gelb

Pulsbefund
- schnell

Therapiekonzept
- den pathogenen Faktor eliminieren
  - Wind eliminieren
  - Hitze eliminieren

Punktekombination

Eine Punktekombination baut sich wie folgt auf:
- Hauptpunkte
- Unterstützende Punkte
- Ergänzende Punkte

Des Weiteren kann bei der allergischen Atemwegserkrankung zum Einsatz kommen:

- lokale Akupunkturpunkte
- Abwehr-Qi stärken

Hauptpunkte
Di 4   He Gu, eliminiert Wind
Di 11   Qu Chi, eliminiert Wind und Hitze

Unterstützender Punkt
Lu 11   Shao Shang, eliminiert Wind und Hitze

Ergänzender Punkt
MP 6   San Yin Jiao, stärkt das Yin und kühlt somit das Blut

Lokale Akupunkturpunkte
Ex-Punkt   Yin Tang, lokale Wirkung
Di 20   Ying Xiang, eliminiert Wind

Abwehr Qi stärken
LG 14   Da Zhui, stärkt das Wei-Qi

Allergische Atemwegserkrankungen aufgrund Lungen-Qi-Schwäche

Wir kennen in der chinesischen Medizin so genannte Funktionsbeziehungen.

Diese können nach unterschiedlichen Prinzipien definiert werden:
- Wandlungsphasen, chinesisch „Wu Xing"
- Organtheorie, chinesisch „Zang Fu"

Hierbei wird die Lunge in Beziehung zur Haut gesetzt. Die Haut ist im weiteren Sinne mit dem Abwehr-Qi, chinesisch „Wei-Qi" in Beziehung.

Zudem hat die Lunge eine Beziehung zur Nase.

Dies wird mit dem Merksatz dargestellt:
- „Die Nase ist der Öffner für die Lunge."

Das kann wie folgt dargestellt werden:

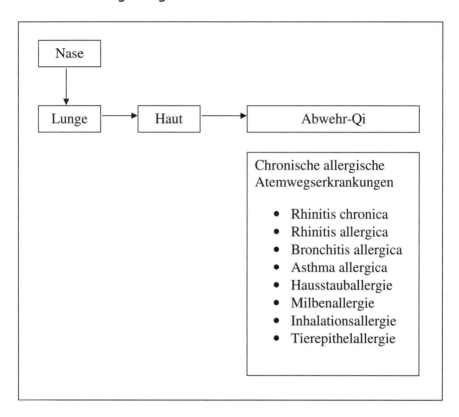

Phänomenologische Betrachtung

Die chinesische Medizin nutzt eine beschreibende Symptomatik, um Erkrankungen des Körpers zu klären und zu klassifizieren. Diese Art der Phänomenologie steht im engen Zusammenhang mit dem Erscheinungsbild.

Eine Lungen-Qi-Schwäche führt zu chronische allergischen Erkrankungen von:

- Nase
- Bronchien
- Lunge

Gemäß unterstützt das Absteigen des Lungen-Qi

Das Lungen-Qi muss absteigen. Bei einer Störung dieser Funktion kommt es zur Chronizität der Symptome.

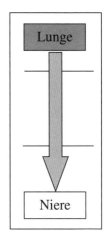

Klinische Symptome

Sollte das Lungen-Qi nicht absteigen, kommt es zu folgenden Kardinalsymptomen:
- Rhinitis chronica
- Rhinitis allergica
- Bronchitis allergica
- Asthma allergica
- Hausstauballergie
- Milbenallergie
- Inhalationsallergie
- Tierepithelallergie

Die Differenzierung zu den anderen Mustern erfolgt aufgrund der Individualität.

- Lungen-Qi-Schwäche führt zu chronischen allergischen Erkrankungen

Allgemeine Symptome
- Krankheitsprozess hat sich chronifiziert

Weiter kann formuliert werden:
- Die Lunge beherrscht die Körperoberfläche

Das Lungen-Qi reguliert das Wei-Qi in der Haut. Somit ergeben sich weitreichende Auswirkungen auf die Körperoberfläche.

Im Einzelnen
- spontanes Schwitzen
    - besonders am Tage
    - bei Belastung
- Infektanfälligkeit
- Allergiebereitschaft

Gemäß unterstützt die Nase

Die Lunge öffnet sich über die Nase. Bei einer Lungen-Qi-Schwäche beobachten wir chronische Erkrankungen der Atemwege. In Beziehung zur Lungen-Qi-Schwäche sind es chronische allergische Reaktionen der Nase, der Atemwege, Bronchien und Lunge.

Zudem können aufgrund der Qi-Schwäche die Körperflüssigkeiten, chinesisch „Yin Ye" nicht bewegt werden, es kommt zu Ödemen im Bereich der oberen Atemwege.

Die Lunge öffnet sich über die Nase
- chronisch allergische Erkrankungen der Atemwege

Chronisch allergische Erkrankungen der Atemwege:
- Nase
- Rachen
- Bronchien
- Lunge

Im Einzelnen:

Sollte es zu einem Sekret kommen, ist dieses immer wässrig und nicht reizend!
- Rhinitis chronica
- Rhinitis allergica
- Bronchitis allergica
- Asthma allergica
- Hausstauballergie
- Milbenallergie
- Inhalationsallergie
- Tierepithelallergie

Zungenbefund

Zungenkörper
- blass

Zungenbelag
- weiß

Pulsbefund
- tief
- schwach

Therapiekonzept
- Qi stärken
- Lungen-Qi stärken
- Milz-Qi stärken

Punktekombination

Eine Punktekombination baut sich wie folgt auf:
- Hauptpunkte
- Unterstützende Punkte
- Ergänzende Punkte

Hauptpunkt
Lu 9   Tai Yuan, stärkt die Lunge

Unterstützende Punkte
Ma 36   Zu San Li, stärkt die Milz
MP 6   San Yin Jiao, stärkt die Milz
KG 12   Zhong Wan, stärkt den Magen und die Milz
KG 6   Qi Hai, stärkt das Qi

Ergänzende Punkte
Bl 13   Fei Shu, Transportpunkt der Lunge
LG 14   Da Zhui, stärkt das Abwehr-Qi

Anmerkung

Eine Lungen-Qi-Schwäche geht meist auf eine Milz-Qi-Schwäche zurück. Deswegen ist es beim Punktekonzept von Vorteil, Akupunkturpunkte zu wählen, die das zugrunde-liegende Muster der Milz-Qi-Schwäche berücksichtigen.

Lungen-Qi- und Nieren-Yang-Schwäche führen zu allergischen Erkrankungen der Atemwege

Gemäß der Traditionellen Chinesischen Medizin muss das Lungen-Qi absteigen und von der Niere aufgenommen werden.

Wir kennen nun bei der Lunge keinen Yang-Mangel, somit führt eine Lungen-Qi-Schwäche oftmals in Folge zu einem Nieren-Yang Mangel.

Insbesondere kennen wir eine Redewendung in der chinesischen Medizin:
- „Chronische Erkrankungen erschöpfen die Niere."

Wir beobachten dieses Muster oft nach der Pubertät, vorwiegend bei Erwachsenen.

Grundsätzlich haben wir die gleichen Symptome wie bei der Lungen-Qi-Schwäche. Dazu kommen noch die Muster der Nieren-Yang-Schwäche, da das Lungen-Qi absteigen und von der Niere aufgenommen werden muss.

Gemäß unterstützt das Absteigen des Lungen-Qi

Das Lungen-Qi muss absteigen. Hierbei kommt es wieder zur Chronizität.

Sollte das Lungen-Qi nicht absteigen, kommt es zu folgenden Kardinalsymptomen:
- Rhinitis chronica
- Rhinitis allergica
- Bronchitis allergica
- Asthma allergica
- Hausstauballergie
- Milbenallergie
- Inhalationsallergie
- Tierepithelallergie

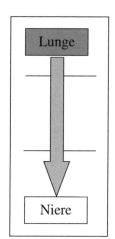

Symptome der Nieren-Yang-Schwäche
- Schmerzen in der Lendenwirbelsäule
    - chronisch
    - dumpf

Ergänzende Diagnose

Zungenbefund und Puls sind ähnlich wie bei der Lungen-Qi-Schwäche.

Therapiekonzept
- Qi stärken
- Lungen-Qi stärken
- **Nieren-Yang stärken**[38]

---

[38] Die Akupunkturpunkte bei einer Nieren-Yang-Schwäche werden dick hervorgehoben

Punktekombination

Eine Punktekombination baut sich wie folgt auf:
- Hauptpunkte
- Unterstützende Punkte
- Ergänzende Punkte

Hauptpunkte
Lu 9   Tai Yuan, stärkt die Lunge
Ni 3   **Tai Xi, stärkt die Niere**

Unterstützende Punkte
Ma 36   Zu San Li, stärkt die Milz
MP 6   San Yin Jiao, stärkt die Milz
KG 12   Zhong Wan, stärkt den Magen und die Milz
KG 6   Qi Hai, stärkt das Qi

Ergänzende Punkte
Bl 13   Fei Shu, Transportpunkt der Lunge
Bl 23   **Shen Shu, Transportpunkt der Niere**

Weitere Akupunkturpunkte, die bei Asthma eingesetzt werden sollten:
LG 14   Da Zhui, beseitigt pathogene Faktoren
Ex-Punkt   Ding Chuan, beseitigt Husten, Dyspnoe, Asthma

Psycho-emotionale Atemwegserkrankungen

Wir beobachten bei den Atemwegserkrankungen natürlich auch psychische Aspekte. Diese finden wir in Sätzen wie:
- Die Nase voll haben
- Das stinkt mir
- Es fehlt mir der Atem zum Durchhalten

In der Traditionellen Chinesischen Medizin steht die Psyche in einer Funktionsbeziehung zur Leber. Um diesen energetischen Mechanismus zu verstehen, muss man wissen, dass hierbei die Leber nicht als Organ, sondern als Funktionsbeziehung diskutiert wird.

Bei der Funktionsbeziehung steht die Leber für:
- Harmonie

In der Darstellung steht hier die allergische Atemwegserkrankung im Sinne von:
- psycho-somatischen Erkrankungen

Sollte nun die Leber die Lunge attackieren, ergeben sich:
- psycho-somatischer Husten
- psycho-somatische Dyspnoe
- psycho-somatisches Asthma

Die allergischen Atemwegserkrankungen können also durch Stress ausgelöst werden. Man kann sagen, dass der Mensch eine innere Abwehrhaltung gegenüber seiner Umwelt entwickelt hat. Er reagiert allergisch und dieser Zustand sollte zu einem Umdenken in der Lebensführung führen, um die Harmonie wiederherzustellen.

Im Falle der fünf Wandlungsphasen, chinesisch „Wu Qing" nennen wir dies:
- Holz verachtet / überwindet Metall

Die Leber kann hier in drei möglichen Wegen diskutiert werden:
- Leber-Qi-Stagnation

führt zu allergischer Atemwegserkrankung.

Leber-Qi-Stagnation führt zu allergischer Atemwegserkrankung

Eine Leber-Qi-Stagnation entsteht durch emotionale Anspannung. Dies muss dem Patienten nicht immer bewusst sein.

Lassen sie uns das einmal an Redewendungen darstellen:
- Es fehlt der lange Atem.
- Du raubst mir die Luft zum Atmen.
- Da muss ich erst einmal tief durchatmen.

Allergische Atemwegserkrankungen werden ausgelöst durch:
- Stress
- Ärger
- Anspannung
- Enttäuschung
- Traurigkeit

Der Begriff Leber-Qi-Stagnation in der Traditionellen Chinesischen Medizin steht für:
- Anspannung
- Dysstress

Diese Anspannung kann wie folgt definiert werden:
- somatisch
- emotional
- mental

Der Patient kann sich kaum entspannen, ist fast immer unter Stress oder unter Anspannung. Auch das muss dem Patienten nicht bewusst sein!

Somit leidet der Patient unter:
- Myogelosen
- Druckgefühl im Thorax
- Spannungsgefühl im Thorax
- Intercostalneuralgien

Grundsätzlich kann die Leber-Qi-Stagnation zu einem rebellierenden Lungen-Qi führen.

Das heißt, dass das Lungen-Qi nicht mehr zur Niere absteigen kann.

Da hierbei die Leber den harmonischen Qi-Flusses nicht mehr aufrechterhalten kann, sind hier insbesondere die emotionalen Aspekte im Vordergrund.

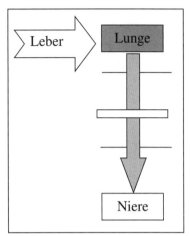

Hier hilft uns die Redewendung:
- „Mir ist eine Laus über die Leber gelaufen."

Die Kardinalsymptome für die allergischen Symptome sind:
- Husten
- Dyspnoe
- Asthma

Zungenbefund

Bei einer Leber-Qi Stagnation muss die Zunge keine Auffälligkeiten aufweisen. Das heißt, der Zungenbefund ist unauffällig.

Pulsbefund
- saitenförmig

Therapiekonzept
- Leber-Qi-Stagnation auflösen
- Absteigen des Lungen-Qi wiederherstellen

Punktekombination

Eine Punktekombination baut sich wie folgt auf:
- Hauptpunkte
- Unterstützende Punkte
- Ergänzende Punkte

Hauptpunkte
MP 4	Gong Sun, erleichtert Völle im Thorax
Pe 6[39]	Nei Guan, erleichtert Völle im Thorax

Unterstützender Punkt
Le 3	Tai Chong, löst eine Leber-Qi-Stagnation auf

Ergänzender Punkt
KG 17	Tan Zhong, unterstützt das Sammel-Qi

Weitere Akupunkturpunkte, die bei Asthma eingesetzt werden sollten:
LG 14	Da Zhui, beseitigt pathogene Faktoren
Ex-Punkt	Ding Chuan, beseitigt Husten, Dyspnoe, Asthma

---

[39] In älteren Büchern auch als KS – Kreislauf-Sexualität bezeichnet

Zusammenfassung

Grundsätzlich ist es im Sinne der TCM relativ leicht, die Muster zur allergischen Atemwegserkrankung zu definieren.

Zuerst betrachtet man die Aktualität: akut oder chronisch; so kann prinzipiell zwischen Fülle und Leere unterschieden werden.

Des Weiteren kann anschließend anhand des Sekrets bei den Fülle-Mustern definiert werden, ob es Wind-Kälte oder Wind-Hitze ist.

In diesem Sinne wünschen wir gutes Gelingen!

Die Autoren

Marika Jetelina, Heilpraktikerin und Diplommusiklehrerin, geboren 1977. Sie arbeitet mit Schwerpunkt Traditionelle Chinesische Medizin. Ausbildung im Bereich der Traditionellen Chinesischen Medizin im In- und Ausland.

Spezialisierungen im Bereich der chinesischen Diagnostik und psychosomatischen Erkrankungen runden ihr Fachwissen ab.

Marika Jetelina arbeitet als Dozentin und Autorin.

Zahlreiche Fachpublikationen im Bereich der chinesischen Medizin und Akupunktur.

Franz Thews, geboren 1961. Seit 1989 Heilpraktiker mit Schwerpunkt klassische Naturheilverfahren, Traditionelle Chinesische Medizin und Akupunktur.

Zahlreiche Studienaufenthalte in China mit Fortbildungen in Orthopädie und Traumatologie, Kinder- und Frauenheilkunde sowie in den Bereichen Tui Na An Mo, Gua Sha Fa.

Seit April 2000 Instructor in TCM am Lu Zhou Medical College, Lu Zhou, Provinz Sichuan, China. Seit September 2000 Professor in TCM, ebendort.

Franz Thews ist weltweit als Dozent tätig. Er ist Verfasser mehrerer Arbeitsskripte, Bücher und Hör-CDs zur chinesischen Medizin und Akupunktur sowie zahlreicher Fachpublikationen.

Im Rahmen seiner Tätigkeit als Dozent hat Franz Thews die Fachqualifikation „Akupunktur nach Thews" geschaffen. Spezialkurse runden sein Ausbildungsangebot ab.

Weitere Empfehlungen

Weitere Darstellungen über Therapieansätze in der Traditionellen Chinesischen Medizin sowie praktische Ausführungen nach westlich orientierter Diagnose finden Sie auf der Web-Seite:

www.franz-thews.de

Hier finden sie fachspezifische Themen in strukturierter Weise aufgebaut mit Darstellung von Mustern und bewährten Therapiekonzepten.

Zubehör für den Bereich der Traditionellen Chinesische Medizin finden Sie unter:

www.akupunkturbedarf.org